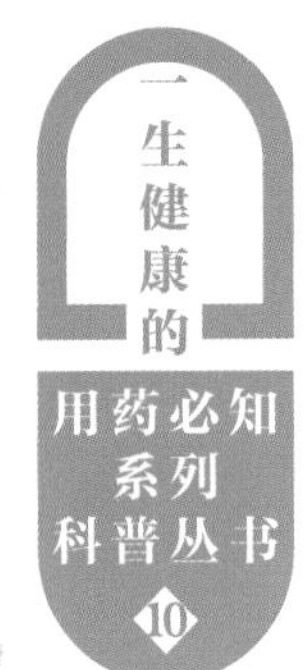
一生健康的
用药必知
系列
科普丛书
10

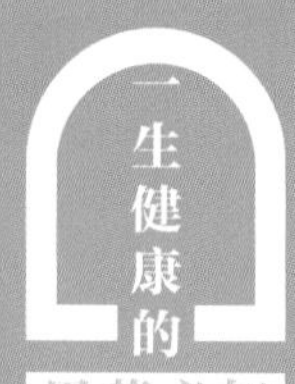

丛书总主编：赵　杰
名誉总主编：阚全程
副 总 主 编：王婧雯　文爱东　王海峰　李朵璐　杨　勇
组 织 编 写：中华医学会临床药学分会

小小药箱护健康——

教您用好家庭小药箱

分册主编：李　丽　叶晓芬　李　琴
副 主 编：任少琳　张纯萍　符馨尹　符　青　王媛媛
编　　委：（以姓氏笔画为序）
王　薇　王媛媛　叶晓芬　任少琳　李　丽　李　琴　李丽莉　李和教
张　丽　张　蕾　张纯萍　赵若冰　徐　熠　殷远行　唐宗伟　黄钰雯
符　青　符馨尹　谢　宁　蔡必强
审核专家：顾申红　曾慧明

小小药箱护健康

教您用好家庭小药箱

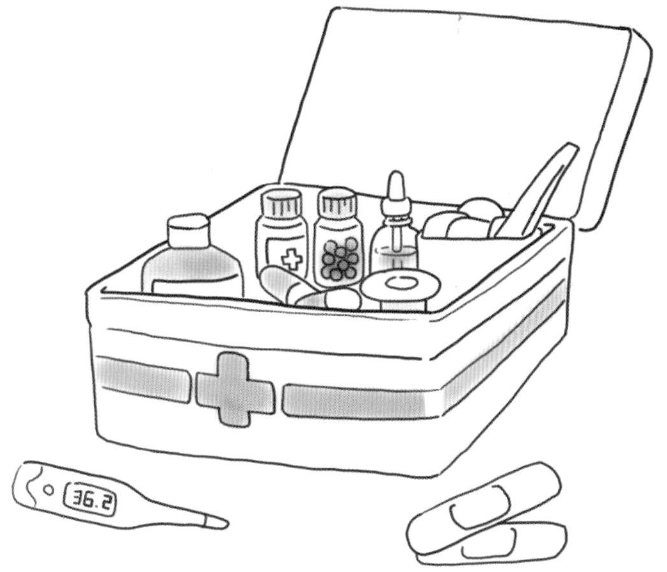

丛书总主编 • 赵杰

名誉总主编：阚全程
组 织 编 写：中华医学会临床药学分会
分 册 主 编：李 丽 叶晓芬 李 琴

人民卫生出版社
·北 京·

阚序

药物的使用在疾病的预防、诊断、治疗中几乎贯穿始终。根据2019年世界卫生组织公布的数据，由用药引发的不良事件是全球导致住院死亡和伤残的重大原因之一，全球1/10的住院人次由药物不良事件导致，15%的住院花费由药物不良事件产生。然而，83%的药物不良事件是可以预防的，关键在于用药是否合理。根据调查，民众大多不了解正确的服药方法和服药原则，缺乏安全用药常识。因此，向大众传播合理用药的知识和理念，开展全民健康用药科普势在必行。

现代医学模式从传统的疾病治疗转向健康管理，健康教育变得尤为重要。党的十九大报告明确提出了“实施健康中国战略”，将“为人民群众提供全方位全周期健康服务”上升到国家战略高度。随着人们对用药安全愈加重视，用药科普宣传逐渐增多，其目的是要让民众对错误用药行为从认识上、行为上作出改变。科普看似简单，其实不然，做好科普是一项高层次、高难度、高科技含量的创造性工作。优秀的科普读物应具备权威、通俗、活泼的特征，然而，目前市售的用药科普读物普遍存在内容不严谨、语言不贴近百姓、可读性不佳、覆盖人群不全面等问题。

《一生健康的用药必知》系列科普丛书是在国家大力倡导“以治病为中心”向“以人民健康为中心”转变的背景下应运而生的，由中华医学会临床药学分会专业平台推出，组织全国各专业药学专家精心策划编写而成。全套丛书聚焦百姓用药问题，针对常见用药误区和知识盲点，把用药的风险意识传递给民众，让民众重视用药问题，树立起合理用药的理念。其内容科学实用，使读者阅读后对全生命周期的每一环，以及常见生活场景中出现的用药问题都能有所了解。这套丛书在表现形式上力求生动活泼、贴近百姓；在语言表达上力求通俗易懂、简洁明了，面向更广泛的受众，帮助民众树立健康意识。可以说，本套丛书的出版必将对促进全民健康、提高国民教育水平，产生全局性和战略性的意义。

本套丛书的撰写凝聚了所有编者的智慧和辛劳，在此向你们致以衷心的感谢和诚挚的敬意！

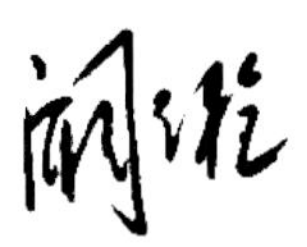

杨序

作为一名医务工作者，我始终关注着中国老百姓的用药安全和科普教育。我国医学科普传播与欧美发达国家相比，仍然处于相对落后状态。国家统计局 2019 年数据显示，我国公众具备基本科学素养的人数虽较之前有了大幅提升，达到了 8.47%，但仅相当于发达国家 10 年前的水平。随着生活水平的提高，民众健康意识开始觉醒，新媒体的发展也使科普工作有了更丰富、更灵活的方式。但面对漫天的“医学科普”、良莠不齐的海量信息，普通民众有时难以分辨。更有甚者，一些打着医学科普旗号的“伪科学”和受商业利益驱使的所谓“医学知识”大行其道，严重误导民众。另外，当前市面上见到的多数药学科普书籍还存在表现形式不够生动活泼、专业术语晦涩难懂等问题，让大多数读者望而生畏，使药学科普很难真正走进老百姓的生活。

今天，我欣喜地看到，由中华医学会临床药学分会倾力打造的《一生健康的用药必知》系列科普丛书，汇集了中国临床药学行业核心权威专家倾心撰写，为读者提供了值得信赖的安全合理用药知识。丛书突破了目前市面上医学科普书题材单一、语言枯燥、趣味性差等缺点，以大众用药需求为引领，站在用药者的角度，针对读者在全生命周期可能遇到的用药问题与困惑，用最通俗的语言，做最懂百姓的科普。把晦涩的医药知识变得浅显易懂、活泼轻松，让百姓可以真正掌握正确用药方法。对于中华医学会临床药学分会对我国药学科普事业所做出的努力和贡献，我深感欣慰，感谢编委会全体人员的辛勤付出，将这样一套易懂实用、绘图精良、文风活泼的药学科普图书呈现给广大读者，为百姓提供了指掌可取的药学知识。

如今，政府对科普事业高度重视、大力支持，人民群众对用药健康的关注日益迫切，可以说，《一生健康的用药必知》系列科普丛书正是承载着百姓的期望出版的。全民药学科普是一项系统工程，新一代的药学同仁重任在肩，担负着提升公众安全用药意识、普及合理用药知识的重任。为了让公众更直观地接触药学知识，提升公众合理用药的意识，新时代的药学科普工作者应努力提高科普创作能力，不断提升科普出版物的品牌影响力，更广泛地发动公众学习安全用药的知识，让药学科普普惠民生。

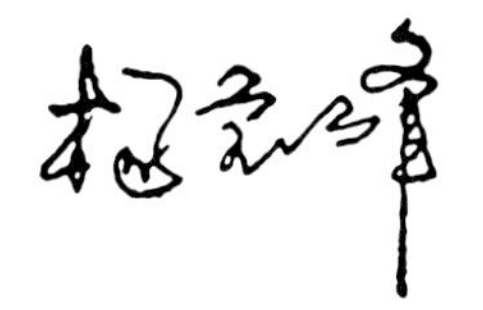

赵序

要建设世界科技强国，科技创新与科学普及具有同等重要的地位。但我国的科普现状令人担忧，一方面我国公民科学素养较发达国家偏低，同时虚假广告、“伪科学”数不胜数，严重误导民众，甚至出现“科普跑不过谣言”的局面。另一方面，现有的科普读物普遍存在专业性强、趣味性弱、老百姓接受度低的现象，最终导致我国科学普及度不高。药学科普是健康科普的重要组成，做好药学科普工作是我们这一代中国药学工作者的责任和使命。

什么样的药学科普能走进百姓心里？我想，一定是百姓需要的、生活中经常遇到的用药问题。中华医学会临床药学分会集结了全国临床药物治疗专家及一线临床药师力量编写了《一生健康的用药必知》系列科普丛书，目标是打造中国最贴近生活的药学科普，最权威的药学科普，最有用的药学科普。这套丛书以百姓需求为出发点，以患者的思维为导向，以解决百姓实际问题为目标，形成了 14 个分册，包含从胎儿、儿童、青少年、孕期、更年期直到老年的全生命周期的药学知识和面对特殊状况时的用药解决方案，其中所涉及的青少年药学科普、急救药学科普、旅行药学科普均是我国首部涉及此话题的药学科普图书。本套丛书用通俗易懂、形象有趣的方式科学讲解百姓生活中遇到的药学问题，让人人都可以参与到自身的健康管理中，可大大提升民众的科学素养。

《国务院关于实施健康中国行动的意见》中明确提出，提升健康素养是增进全民健康的前提，要根据不同人群特点有针对性地加强健康教育，要让健康知识、行为和技能成为全民普遍具备的素质和能力，并同时将“面向家庭和个人普及合理用药的知识与技能”列为主要任务之一。中华医学会作为国家一级学会，应当在合理用药科普任务中、“健康中国”的战略目标中贡献自己的力量。在此，感谢参与此系列丛书编写的所有编者，希望我们可以将药学科普这一伟大事业继续弘扬下去，提高我国国民合理用药知识与技能素养，为实现“健康中国”做出更大贡献。

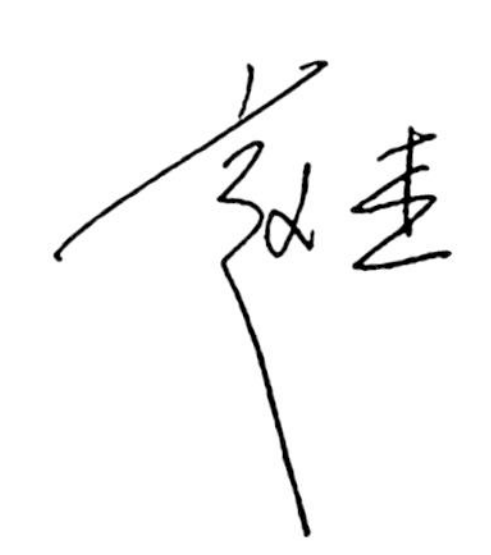

韩序

为了加快实施健康中国战略，国务院在关于实施健康中国行动计划中明确提出：把提升健康素养作为增进全民健康的前提，根据不同人群的特点有针对性地加强健康教育与健康促进，让健康知识、行为和技能成为全民普遍具备的素质和能力，其中面向家庭和个人普及合理用药的知识与技能被列为主要任务之一，其目的是提升民众合理用药意识。

随着社会经济的发展、民众健康意识的增强，居家用药的频次也在逐步提升，但由于缺乏专业指导，在居家用药中仍然存在一些误区，不合理、不对症、滥用药的情况时有发生，以至于发生了不同程度的药害事件，甚至出现致残、致死等状况，令人扼腕叹息。普及合理用药知识离不开书籍作为宣传工具，中华医学会临床药学分会充分利用学会优势、发挥临床药师专业技术特长，组织临床药学专家编写了《一生健康的用药必知》系列丛书，《小小药箱护健康——教您用好家庭小药箱》是其中的一个分册，这本书对民众合理用药、科学管理居家药品具有专业指导意义，目前其即将付梓，值得庆贺。

本书内容涵盖了常见疾病的备用药品建议和药品储藏知识，系统全面地对读者进行了家庭小药箱知识的科普宣传，是一部实用性和可操作性极强的科普书籍。本书权威规范、编写新颖、图文并茂、语言通俗易懂、图表形象生动、可读性强，对规范民众用药、减少用药不良事件的发生起到了积极的作用，适用于广大民众，亦适用于医务人员进行科普宣传。相信本书的出版对推进健康中国建设进程、提高全民健康素养将发挥十分重要的意义。

韩英伟

海口市人大常委会党组书记、主任

曾任海南省卫生健康委员会党组书记、主任

前言

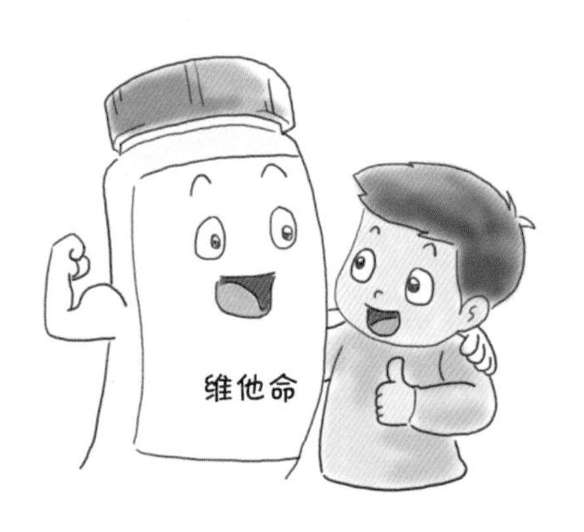

随着人们健康意识的增强和医药知识的普及，家庭小药箱应运而生，在自我药疗方面越来越多地发挥着重要的作用。但民众在药品如何使用、如何储藏以及过期药品如何处理方面还存在许多知识盲点。为了能让更多百姓科学合理规范地管理家庭小药箱，减少不合理用药带来的风险，进而引导百姓合理用药，我们撰写了这本《小小药箱护健康——教您用好家庭小药箱》。

本书包含两篇，即跟我学小药箱备药和跟我学小药箱收纳。第一篇介绍了呼吸道、消化道以及心血管等各类常见疾病和特殊人群（老人与小孩）小药箱的备药建议；第二篇介绍了影响药品质量的因素，包括季节变换、温度变化对药品质量的影响，并提出了药品储藏建议，如外用药品、急救药品、中成药等的储存保管注意事项，以及对变质药品的识别和过期药品的处理建议。

本书较系统全面地对读者进行了家庭小药箱的科普知识宣传，以期更好地践行健康中国行动，为提升全民健康素养提供专业的药学服务。

本书编委都是在药学领域中具有丰富工作经验的临床药师。编委们参照最新的临床指南和众多的文献进行了本书的撰写。为了提升易读性和增加趣味性，经广泛调研，征求非专业医务人员意见，综合各方对于当前药学科普作品的认知理解，本书在编写形式、排版布局等方面进行了有益的探索，以求趣味性与科学严谨性相结合，达到引导民众科学使用家庭小药箱的目的。

本书是《一生健康的用药必知》系列丛书之一，在丛书总主编的规划下，本分册在主编、编委以及编写专家们的共同努力下完成了这本《小小药箱护健康——教您用好家庭小药箱》的编写工作。由于时间紧迫，仍可能有遗漏或不当之处，殷切希望读者批评指正。

李丽

2020 年 11 月

第一篇

跟我学 小药箱备药

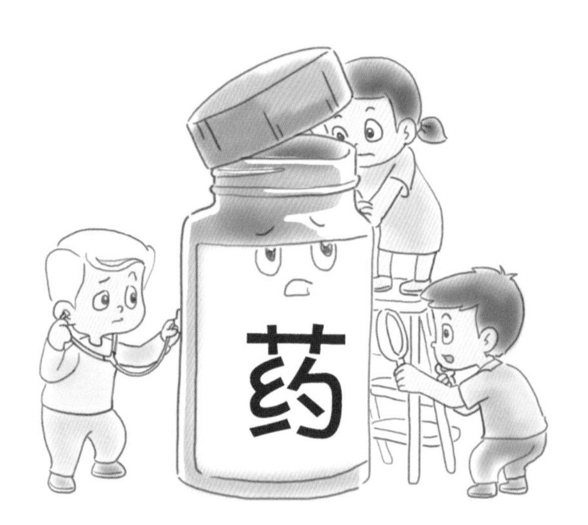

第二篇

跟我学 小药箱收纳

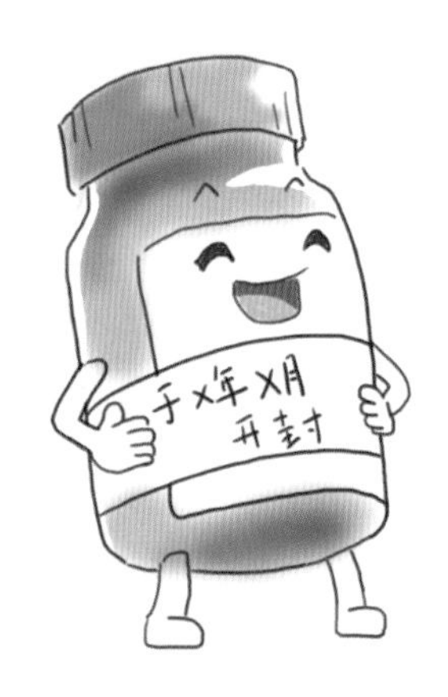

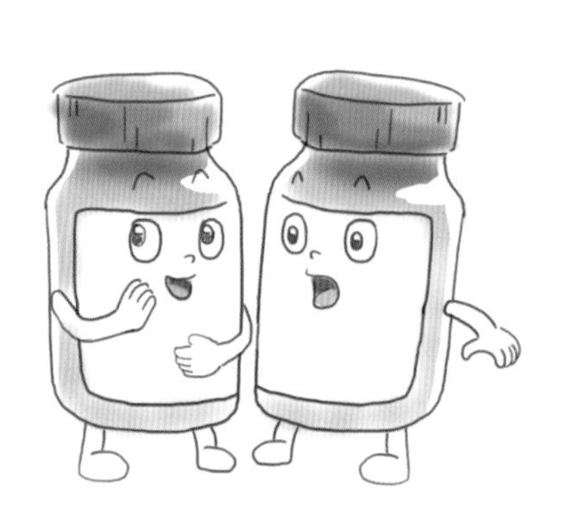

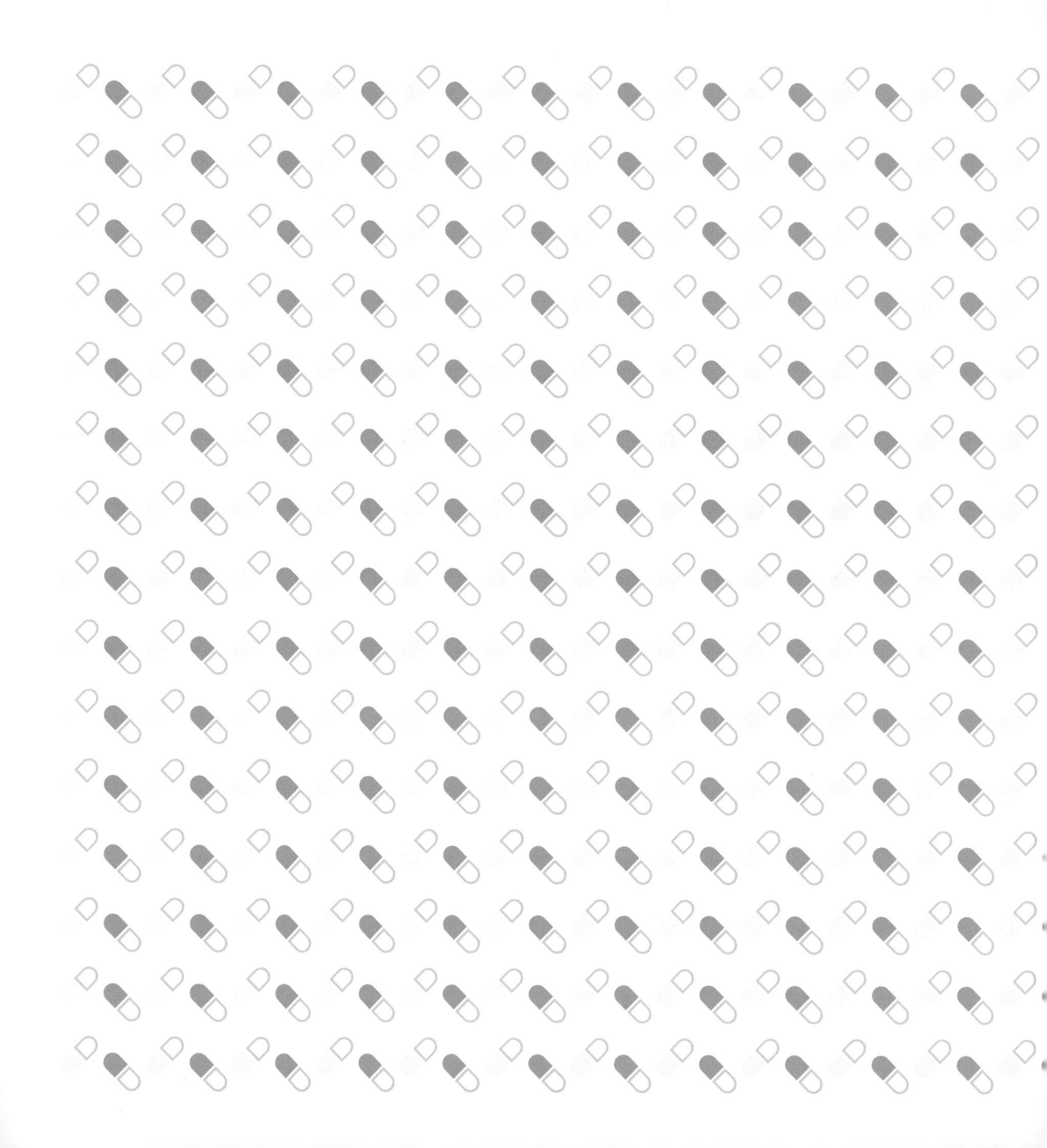

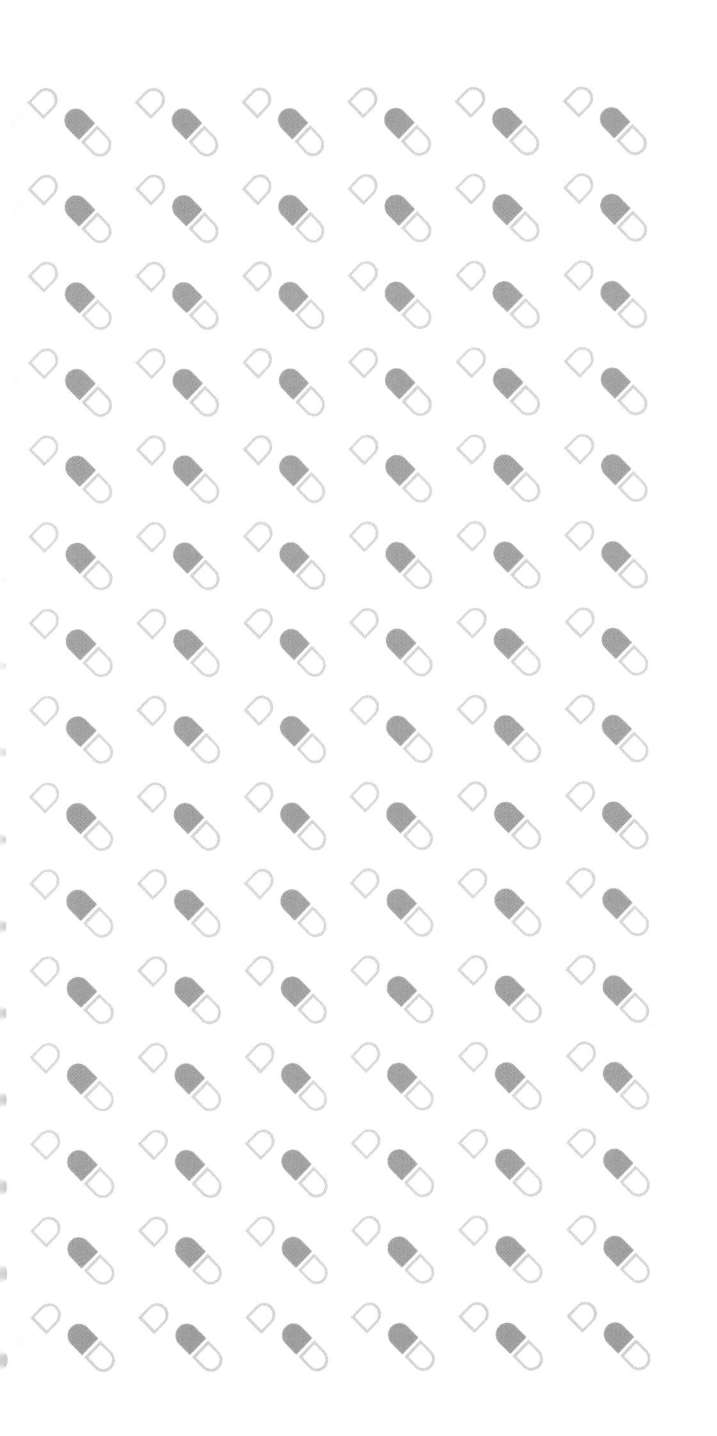

第一篇

跟我学 小药箱备药

1.1

如何为家人准备一个“专属”家庭小药箱?

为家人准备一个“专属”小药箱很有必要，它能够帮您应对普通的常见疾病，如感冒、腹泻等，并可帮您及时缓解不舒服的症状。而且，备好药箱还能够帮您应对突发性疾病和意外伤害，如心肌梗死、烫伤、刀伤等，在去医院前自己做好应急处理。因此，为了家人的健康，准备一个适合家庭成员的小药箱十分重要。那么，到底该如何入手呢？下面就请您跟着我一步步操作。

一、列出家里每个成员的“个人简历”

要做好家庭小药箱的准备，首先要知道家里每个人的身体情况，并给他们可能出现的疾病准备药品。您可以列个像这样的表格：

家庭成员	年龄	体重	过敏史	病史	用药史
爸爸					
妈妈					
爷爷					
奶奶					
宝宝					

列“个人简历”是很重要的，它能帮您一眼看清家里需要配备几种药箱。除了我们必须配备的家庭常备药箱和急救药箱外，如果家里有宝宝，则需要儿童药箱；如果家里有老人，还需要按每位老人的需求准备慢性病药箱，装他们每天需要服用的药品。因为家里有的老人合并有多种慢性病，吃药的种类也会很多；甚至两位老人可能患有同一种慢性病（如糖尿病），但吃的药却不同，所以列出“个人简历”很重要。

二、根据“个人简历”列药品清单

列药品清单前我们要明确一个原则：

▲ 家庭常备药品少且精，每类需要备 1～2 种药品。

▲ 如果没有特殊要求，建议选择非处方药。

▲ 除了外用药外，常备药品基本以口服治疗为主。

1. 什么是非处方药？为什么家庭常备药品要以非处方药为主？

非处方药是指那些不需要医生处方，消费者可直接在药房或药店中购买的药物。这些药品经过长期应用，确认有疗效、质量稳定，因此非医疗专业人员也能安全使用，具有安全、有效、价廉、方便的特点。家庭常备药品需要家庭所有成员都能使用，因此不光要关注疗效，安全也很重要。所以我们应尽可能选择非处方药作为家庭常备药。

非处方药还分红标和绿标，您清楚吗？

甲类非处方药专有标示

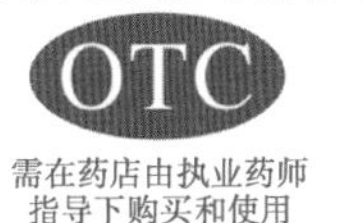

需在药店由执业药师指导下购买和使用

乙类非处方药专有标示

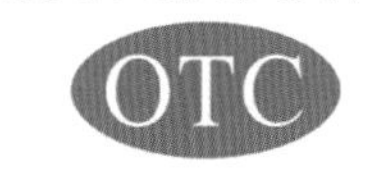

除可在药店出售外，还可在药品监督管理部门批准的超市、宾馆、百货商店等处出售

2. 常备药品为什么要少而精？

常备药品一般是针对家人常见疾病症状的改善而准备的药品，不需要长期使用，并且每次服药的天数不多，如果储备药品过多容易造成浪费。而且，家里备药的条件有限，药品一旦拆封后储存条件改变，放久容易变质。另外一个原因是，治疗同一种疾病的常备药品可能会有重复的成分，比如感冒药大多数都含有相同的成分，如果备了两种以上的药品，在感冒时混吃很容易导致肝损伤的发生。因此，常备药品要少而精。

明确原则后我们来看看列表中的家庭成员，如果有老人也有小孩，我们需要给家庭备上四种药箱：常用药品专用药箱、儿童药品专用药箱、急救药品专用药箱、慢性病药品专用药箱。

▲ **常用药品专用药箱：** 抗感冒药、抗过敏药、助消化药、止泻药、外伤药等；注意口服药与外用药、西药与中药、处方药与非处方药都应分开存放。

▲ **儿童药品专用药箱：** 退热药、止泻药、助消化药、抗过敏药、皮肤药等，注意儿童药品与成人药品严格分开，放在孩子够不着的地方。

▲ **急救药品专用药箱：** 心肌梗死急救药、外伤急救药、急救工具等，应注意的是，遇到危急情况，如心肌梗死、伤口出血不止等，经过家庭急救后仍感觉不适，应立即就医。

▲ **慢性病药品专用药箱：** 需要长期定量服用的药品。这些药品一般是医生开具的治疗某种疾病的长期口服药品，不能随意增减，需要遵照医嘱服用。如果数量过多，建议按人配备药箱。

三、规划药品摆放位置

这么多药品，我们需要怎样规划药品摆放的位置呢?

首先我们要为药箱做个“平面设计”，规划药箱每层摆放药品的位置。这里提供一个表格供大家参考：

药箱层数	药品名称	开封日期	有效期
第一层			
第二层			

这里只是提供一个参考，因为很多家庭会按自己的使用习惯来摆放药品，比如常用的药品摆在外侧，不常用的摆在内侧等。虽然每个人的习惯不同，药品摆放可根据您自己的需求进行安排，但是有些注意事项您仍需知晓：

▲ 外用药品多有刺激性、腐蚀性或毒性较

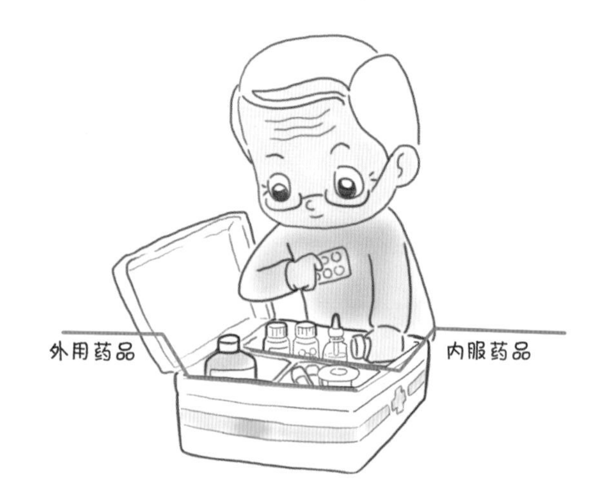

大，不可内服，最好用红字标明。

▲ 外用药与内服药分开存放，尽量不要放置在同一药箱中，避免污染其他药品。

▲ 家人不能共用的药品，如鼻腔喷剂等，应贴上使用者的姓名，避免其他人误用。

▲ 存放药品最好用原包装，已经拆封的药品摆放在最外面。

四、选好药箱摆放好

每种药箱都有不同的用途，为了方便您的药品存放，建议去正规药店或网络平台购买专业药箱。专业药箱具有分层、密闭、避光等功能，外观具备专有的红十字标识。

▲ 如果家庭成员较少，可选择容积小一点的药箱，这样方便管理。而且，占用空间小，既方便又实用。

▲ 如果有儿童，建议选择有卡锁的药箱，防止儿童因好奇打开而误服药品。

▲ 急救药箱专门放急救药品，可以选择易操作的小型药箱，在药箱上显眼位置标注“急救”，放在老人的床头，方便取用。

▲ 如有老人，药箱尽量不要上锁，药箱上建议贴有醒目的大号字体标签，便于识别药品。

为了帮助大家更加直观地了解整个准备药箱的过程，这里列举一个例子。

第一步：登记家人的“个人简历”

如：

家庭成员	年龄	体重	过敏史	病史	用药史
爸爸	55	60	无	无	无
妈妈	54	55	无	无	无
爷爷	88	50	无	冠心病	硝苯地平控释片
奶奶	87	45	无	糖尿病	二甲双胍片
宝宝	4	14	无	无	无

第二步：选择药品

家里的老人有冠心病及糖尿病病史，可以选择配备急救小药箱，里面可以备好急救药硝酸甘油片和阿司匹林片，如果实在不知道备什么药品，可以咨询专业药师。

第三步：选择药箱

您可以选择一个常用药品药箱、一个急救药箱和一个慢性病药箱，分别存放常用药品、急救药品和慢性病药品。另外，单独给宝宝准备一

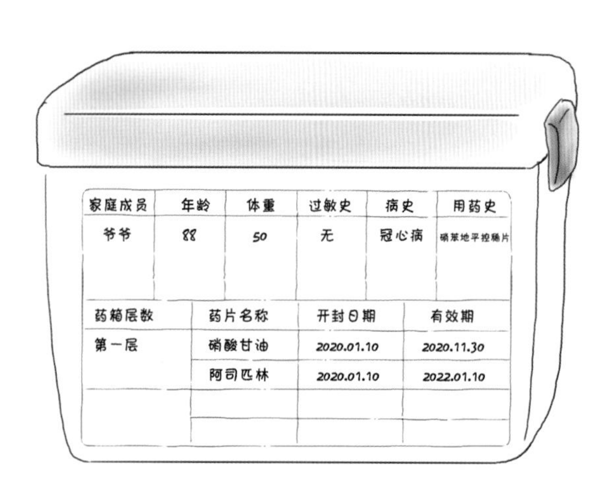

个儿童药箱，备好儿童常用药。

最后我们仍要强调一个重点：并不是备上药箱就可以不去医院了，对不能确诊或症状较重的疾病，不能擅自用药，应该及时去医院诊治。切不可因为有了家庭小药箱，自己给自己看病，拒绝就医，耽误病情。

上海市复旦大学附属中山医院青浦分院：谢宁

1.2

感冒发烧，我该如何备药？

感冒是我们生活中最常见的病，气候变化时很容易发生，因此抗感冒药也是家庭备药的“常客”。感冒表现不严重时，一般不需要服用抗感冒药治疗。但当您的感冒症状明显加重时，服用抗感冒药仍是必要的治疗手段。抗感冒目前主要以“对症”治疗为主，即针对感冒出现的发热、鼻塞、流涕、打喷嚏、咳嗽等症状治疗。目前市面上的抗感冒药种类繁多，药店购买非常方便。那么，这么多的抗感冒药该如何选择适合家人的药品备在家中呢？我们来为您解答这个疑惑！

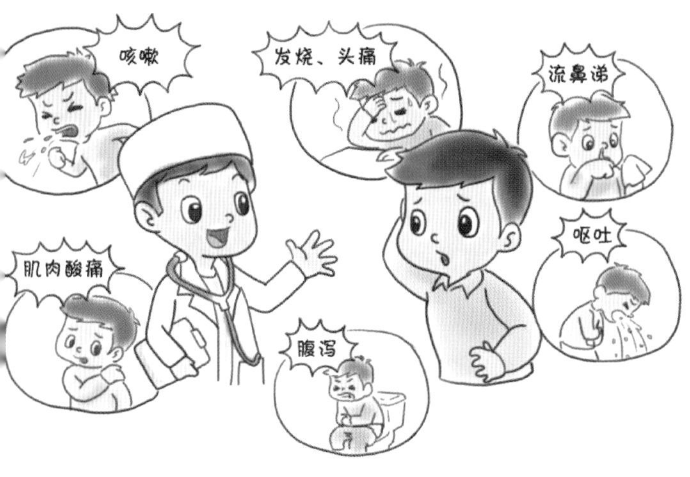

感冒症状	成分	代表药品
发热、头痛、四肢关节痛	对乙酰氨基酚、阿司匹林、双氯芬酸	酚麻美敏片、氨酚伪麻美芬片Ⅱ/氨麻苯美片、氨麻美敏片、酚氨咖敏片、感冒灵颗粒、维C银翘片、感冒清胶囊等
鼻塞	伪麻黄碱、盐酸麻黄碱	酚麻美敏片、氨酚伪麻美芬片Ⅱ/氨麻苯美片、氨麻美敏片、复方盐酸伪麻黄碱缓释胶囊等
流涕、流泪、打喷嚏	马来酸氯苯那敏、苯海拉明、氯苯那敏	酚麻美敏片、氨酚伪麻美芬片Ⅱ/氨麻苯美片、氨麻美敏片、酚氨咖敏片等
干咳	右美沙芬	酚麻美敏片、氨酚伪麻美芬片Ⅱ/氨麻苯美片、氨麻美敏片等

一、针对感冒，家中可以备什么药？

为了可以“一次性”改善所有感冒症状，现在药店里的药品多为复方制剂，即一个药品中含有两种以上的抗感冒成分。不同的症状由其对应的成分进行治疗，比如复方氨酚烷胺胶囊、氨酚伪麻美芬片Ⅱ/氨麻苯美片、酚氨咖敏片等。

为了选择适合的抗感冒药品，药师建议您仔细阅读药品说明书，从药品成分出发，根据您感冒时常出现的症状，选择其中一款备在家中即可：

在这里需要注意一下！如果家里有还不会吞药片的宝宝时，我们需要避免使用复方抗感冒药，建议您只选择一款以退热为主的儿童滴剂或溶液剂备在家中，比如布洛芬混悬滴剂等。

另外，中成药也是目前家庭常备的抗感冒药类型，与西药一样，不同的中药成分治疗不同的感冒症状，也是建议您根据家庭成员感冒常见的症状，选择其中一种备在家中。但是中药涉及辨证治疗，建议您还是在医师、药师指导下进行选药：

感冒症状	成分	代表药品
鼻塞、流清涕、怕冷、肢体酸痛等	荆芥、防风、羌活、柴胡、紫苏、枳壳、桔梗、炙甘草等	感冒清热颗粒、正柴胡饮颗粒等
发热、怕风、咽喉干痛、流脓性鼻涕等	金银花、连翘、荆芥、桑叶、菊花、牛蒡子、薄荷、苦杏仁、竹叶、桔梗、甘草等	银翘解毒颗粒、感冒清颗粒等
口干、鼻干、咽喉干燥、口渴、咳嗽等	桑叶、苦杏仁、瓜蒌皮、浙贝母、沙参、香豉、栀子、梨皮等	杏苏止咳颗粒、蜜炼川贝枇杷膏、桑菊感冒片等
发热、身体沉重、嘴巴发黏发腻、口干、胸闷等	藿香、佩兰、金银花、紫苏、白芷、淡豆豉、桔梗、淡竹叶、茯苓、滑石、陈皮、生姜等	藿香正气类、保济丸等
鼻塞、流涕、发热、体质较差、爱出虚汗等	党参、荆芥、紫苏、葛根、前胡、桔梗、陈皮、炙甘草等	参苏颗粒、玉屏风颗粒等

二、服用抗感冒药有哪些注意事项?

▲ 按照药品说明书吃药，不要混用含有相同成分的抗感冒药。

▲ 建议发热超过 38.5℃时才使用含有退热成分的抗感冒药，餐后吃，4～6 小时后如果体温还超过 38.5℃可以再次服药，但 24 小时内不超过 4 次。

▲ 流汗后多喝水。

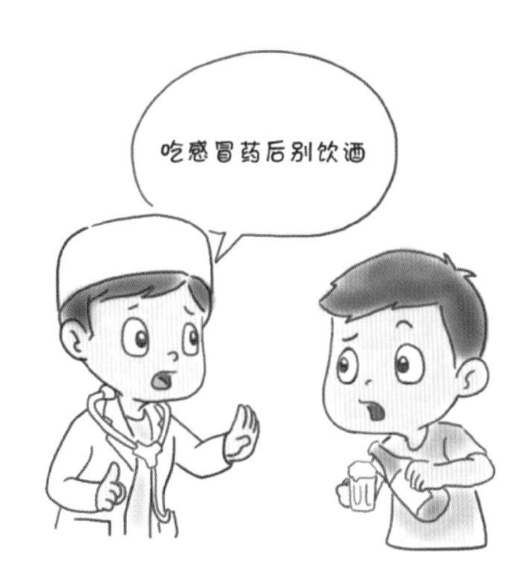

▲ 感冒药和含有蜂蜜的中成药不能同服。

▲ 吃药后别喝酒、别驾驶。

在这里特别提醒您，现在市面上有许多含有西药成分的中成药，您在选购时需要仔细阅读说明书，避免选择相同成分的药品：

含有成分	代表药品
对乙酰氨基酚	维C银翘片、强力感冒片(强效片)、抗感灵片、速感康胶囊、复方小儿退热栓等
盐酸麻黄碱	镇咳宁糖浆、消咳宁片、天一止咳糖浆、咳痰清片等
马来酸氯苯那敏	重感冒灵片、贯防感冒片、维 C 银翘片、速感康胶囊、银菊清解片、感冒安片、鼻舒适片、鼻炎康片、康乐鼻炎片、苍鹅鼻炎片等

三、含有伪麻黄碱的药品安全吗？

当您去药店购买含有伪麻黄碱的药品时会发现，药店需要您出示身份证才能购买。许多人会疑惑，为什么要出示身份证？是因为药品不安全吗？

在这里为您解答谜题，所谓的“不安全”并不是因为药品对人体有很大危害。而是因为伪麻黄碱与毒品“冰毒”的结构相似，会有不法分子利用伪麻黄碱制造毒品影响社会治安。因此自2012年起，国家药品监督管理部门下发了通知，要求药品零售企业销售含伪麻黄碱类复方制剂，应当登记购买者的姓名和身份证号码。因此，您去药店购买伪麻黄碱类药物含量大于30mg(不含30mg)的抗感冒药时，必须凭医院处方才可以购买。而伪麻黄碱类药物含量30mg以下的抗感冒药，必须凭身份证购买，一次限购2盒。

伪麻黄碱在临床上的使用经验已有上百年，安全性良好，所以您不必太担忧伪麻黄碱的安全性。但是根据药品说明书，下列患者在服用含有伪麻黄碱的感冒药时仍需注意有无副作用：高血压、心脏病、青光眼、糖尿病、甲亢、前列腺肥大患者。另外，伪麻黄碱用于婴儿感冒治疗时容易产生高热惊厥，因此不推荐婴儿使用，孕妇、哺乳期妇女需在医师或药师的指导下才能使用。

四、常见用药误区有哪些？

✕ 多种药品混着吃

有时候为了感冒快点好，有些人可能会混吃多种抗感冒药。但是这种做法不但不能使感

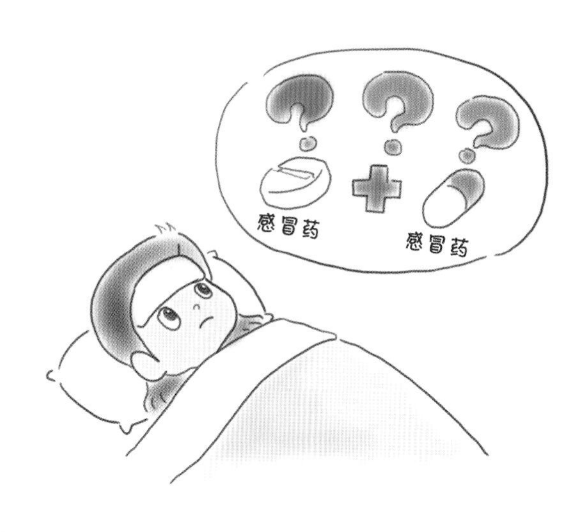

冒快点好，还有可能对身体造成很大的伤害。现在市面上的抗感冒药成分复杂，而且很多药里会有重复的成分，随意混用会增加同种成分过量的风险。

× 吃感冒药来预防感冒

感冒高发的季节，为了避免被传染，不少人会吃点抗感冒药来预防。但是研究显示目前还没有任何药能预防普通感冒。预防感冒的最佳做法是通过健康的生活方式增强身体免疫力。

× 一感冒就吃抗生素

在感冒时人们可能会伴有咽喉肿痛、咳嗽咳痰的表现，但是不是所有的感冒都是细菌感染引起的，因此盲目吃抗生素可能对您的身体有害，而且还无法治愈感冒。抗生素属于处方药，需要由具备专业技术资格的人指导您使用，否则容易造成耐药或者导致不良反应。但当您吃了 3 天抗感冒药后症状仍未见好转，且咳嗽中带有黄脓痰时，应到医院就诊，让医生确诊，并指导您使用抗生素或其他药品治疗。

× 感冒不好自己增加药量

吃了抗感冒药烧还是没退，这时有些人会擅自增加药量来退热，这种做法也是错误的。药品起效都有一定的过程，擅自加大药量并不会让您好得更快，反而会增加药品的毒副作用。比如含有对乙酰氨基酚的感冒药，药品说明书中会提示，对乙酰氨基酚每日用量不应超过 4g。近年来因为吃感冒药过量而出现肝功能不全的报道时常发生，很多都与对乙酰氨基酚的过量服用有关。另外，感冒药中的退热成分对胃肠道有一定刺激性，过量服用也可能损伤您的胃黏膜。因此，抗感冒药需要按照药品说明书上的要求进行服用。

× 鼻塞时自己去药店买滴鼻剂

有些人感冒时只有鼻塞症状，因此会选择去药店买滴鼻剂来缓解症状。但是这类滴鼻剂长期使用可能让鼻腔黏膜血管一直处于收缩状态，导致药物性鼻炎，时间长了还会产生依赖性。因此不建议擅自购买滴鼻剂长期治疗，如想改善鼻塞的症状可考虑选用生理盐水清洗鼻腔。

✕ 感冒只选中成药

很多人认为中药的副作用小，因此感冒了一直坚持服用中成药，而不用西药治疗。但是中成药一般起效时间较长，无法明显快速改善症状。当感冒症状如发热、流涕、咳嗽等症状明显，且影响到您的正常生活时，单纯使用中成药治疗可能还会延缓病情的改善，造成感冒的加重。因此当感冒症状较严重时，建议您直接选用西药治疗。

五、什么情况需要及时去医院就诊?

当感冒出现下面情况时，建议您或您的家人及时前往医院就诊：

▲ 有呼吸困难。

▲ 胸痛且伴有压迫感。

▲ 持续剧烈呕吐。

▲ 意识不清楚。

▲ 儿童伴有面色发青或发烧后出疹。

▲ 感冒症状反复。

感冒虽然是家庭常见病，常备药品也相对安全，但是备药的不精准和服药方法的不正确可能会影响您或家人的身体健康，希望通过这次的学习，能让您更懂得如何为家庭抗感冒药“备货”，并且告诉家人如何正确地使用抗感冒药。

复旦大学附属中山医院：黄钰雯、叶晓芬

1.3

腹泻，我该如何备药？

腹泻是一种家庭常见病，俗称“拉肚子”。在排便次数方面，人和人之间存在差异，有的人可能一天排便一到三次，有的人可能一周排便三次。在上述范围内都认为是比较正常的，但如果排便次数明显超过平日习惯的频率，且粪便稀薄，水量增加，则可定义为腹泻。导致腹泻的原因有很多，因此出现了腹泻的情况，我们要做的第一件事就是要分清是感染性腹泻还是非感染性腹泻。

感染性腹泻：又以病毒和细菌感染常见。

非感染性腹泻常见两种，一种是食源性因素，如消化不良、暴饮暴食、食用油腻或辛辣食物刺激所致；另一种是各种外界刺激导致，如受寒、水土不服、精神紧张等。

在家庭备药方面，我们一般以解决非感染性腹泻为主，遇到感染性腹泻还是建议您到医院就诊。

病毒感染性腹泻和细菌感染性腹泻的区别

区别点	病毒感染性腹泻	细菌感染性腹泻
易感人群	婴幼儿、免疫力低下者	儿童、老年人、旅游者
好发季节	春秋	夏季
常伴症状	不伴有里急后重	常伴有里急后重
发热情况	多为低热	多为高热
粪便形状	黄色水样便	稀水样便、黏液便、脓血便
粪便气味	无腥臭味	有腥臭味

一、家庭药箱常备药有哪些？

腹泻虽然可通过调整饮食或改变环境纠正，但是频频地跑厕所会给日常生活带来不便，使用药物治疗可以及时改善这种烦恼，并防止因为腹泻频繁而造成的脱水。

针对腹泻的问题，药师建议家庭可配备以

下药品，这些药品相对安全，药店也容易购买：

分类	作用	药品举例
口服补液盐	防治腹泻引起的脱水	口服补液盐Ⅲ
益生菌类	调节消化道菌群	酪酸梭菌二联活菌散
止泻药	止泻、胃黏膜保护	蒙脱石散、盐酸小檗碱片

※ 小贴士：为了防止浪费，每种分类的药品您只需选购一种，并提醒您购买时注意效期。

二、益生菌种类那么多，都需要低温保存吗？

目前国内使用的益生菌有 20 余种，主要有双歧杆菌、乳杆菌、酪酸梭菌、布拉氏酵母、肠球菌等。但不是所有用来治疗腹泻的益生菌都需要低温保存。

药品	储存条件
布拉氏酵母菌散	≤ 25℃避光
双歧杆菌三联活菌散	2~8℃避光
双歧杆菌四联活菌片	2~8℃避光
枯草杆菌二联活菌颗粒	≤ 25℃避光
酪酸梭菌活菌散	室温
酪酸梭菌二联活菌散	室温
地衣芽孢杆菌活菌颗粒	室温
复合乳酸菌胶囊	≤ 20℃避光
双歧杆菌乳杆菌三联活菌片	2~8℃避光
双歧杆菌三联活菌肠溶胶囊	2~8℃避光

※ 小贴士：药师建议您可以选择一种益生菌购买，并注意储存条件。

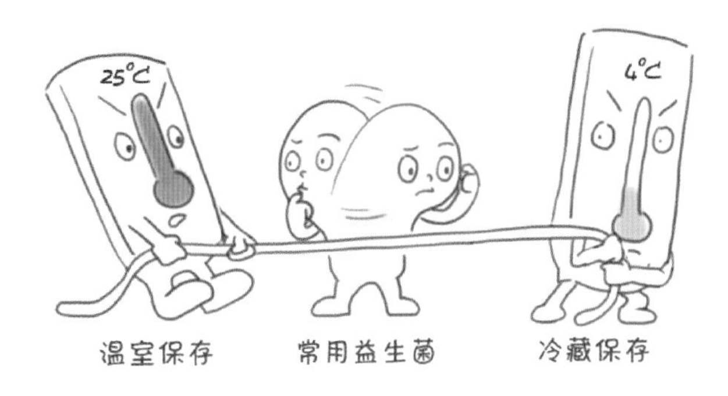

三、对付腹泻，我的药箱里要备“消炎药”吗？

不建议。老百姓常说的“消炎药”，也就是抗生素，只有在确定是细菌感染引起的腹泻时才需要使用。而抗生素是处方药，无论何种情况，均应在医师指导下使用。不恰当地使用抗生素，不但不能缓解腹泻的症状，还可能扰乱胃肠道的正常菌群而导致症状加重。而且抗生素并不安全，在没有医师或药师的指导下使用还可能造成多种不良反应。例如我们常用的治疗感染性腹泻的药物诺氟沙星，属于喹诺酮类的抗生素，如果家中的未成年人不小心服用了，可能造成骨骼形成的延缓，影响身体发育。另外，有些老年人因为肾脏排毒能力下降，不按照医师或药师推荐的剂量服用可能引起严重的毒副反应，因此不建议家庭常备“消炎药”。

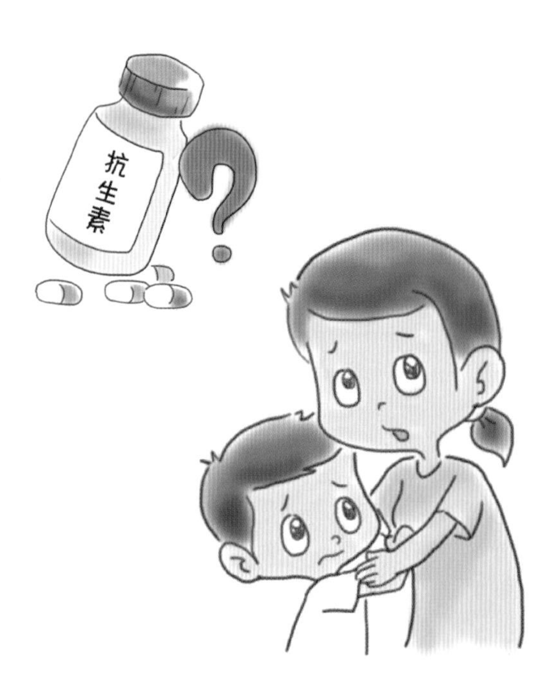

※ 小贴士：首先应在医师指导下用药，根据病情寻找正确的抗生素种类，严格遵医嘱足剂量、足疗程使用，不可擅自减量或提前停药。

四、对付腹泻，盐酸小檗碱应该如何使用？

盐酸小檗碱片对常见引起感染性腹泻的细菌有微弱的作用，可用于轻型的细菌感染性腹泻。其安全性相对较高，也是家庭可常备的止泻药品之一。但是我们需要注意一点，盐酸小檗碱仅对细菌感染型腹泻有用，对非感染型腹泻或病毒引起的腹泻效果不佳。因此在使用盐酸小檗碱片前需根据前面的表格中提及的内容明确您是不是细菌感染型引起的腹泻。如果是，建议您按照说明书服用药品。同时还需额外注意的问题是，虽然盐酸小檗碱片相对安全，但是说明书中也明确提及，溶血性贫血患者及“蚕豆病”的患者是禁止使用的，因此在使用药品前需明确家庭成员有没有这些溶血病史。另外，如果无法明确是否为细菌型腹泻，或腹泻症状在服药后仍未缓解，同时还伴有持续高热或明显的全身无力表现时，应及时前往医院治疗。

五、对付腹泻，为什么不能用强力止泻药?

腹泻也是机体的一种自我防御能力，可以把体内的细菌和病毒排泄出去。强力止泻药如盐酸洛哌丁胺会减少肠道的运动，将限制细菌和病毒的排泄，不利于一些疾病的恢复。蒙脱石散虽然也是止泻药，但是蒙脱石属于一种吸附剂，可以吸附肠道的细菌和病毒来达到止泻的作用，因此相对安全。

六、常见的用药误区及正确的使用方法

1. 关于口服补液盐Ⅲ

常见用药误区:

× 一袋口服补液盐随意加水冲兑，或分多次冲兑。

× 口服补液盐凉了直接兑热水。

× 加入牛奶、果汁服用。

正确的使用方法：一袋口服补液盐Ⅲ应冲250ml温白开水随饮，要求一次冲完，可以分次服用。配制好的口服补液盐Ⅲ可以室温放置24小时，凉了可以隔水加热。

2. 关于益生菌

常见用药误区:

× 冲好益生菌后不立即口服。

× 用过热的水冲服益生菌。

× 益生菌与蒙脱石散同服。

正确的使用方法：益生菌厌氧，服用时应该尽量避免和空气接触，要即冲即服，且建议在饭后半小时服用。益生菌怕烫，冲水时水温不要超过40℃，温水送服。蒙脱石散是一种吸附剂，服用益生菌和蒙脱石散要间隔2小时。

3. 关于止泻药

常见用药误区:

× 蒙脱石散搅拌不均匀。

× 与其他抗生素和益生菌同服。

正确的使用方法：饭前半小时空腹服用，急性腹泻时首剂可加倍。腹泻停止后应及时停用，避免引起便秘。

七、什么情况下需要马上去医院就诊？

▲ 大便次数频繁、水样便，或出现大便带血。

▲ 呕吐频繁不能进食。

▲ 在家口服药物后症状未见好转。

海南医学院第一附属医院：任少琳、符青

1.4

消化不良，我该如何备药？

不良饮食习惯、环境的改变、工作压力过大、身心受到刺激，都会影响消化功能，导致消化不良。小孩、老年人和体质弱的人都是消化不良的高发人群，小孩经常不知道自己是否吃饱，老年人和体质弱的人胃肠道功能减弱，特别容易受情绪的波动影响消化功能，导致消化不良。

这么多外在因素容易引起消化不良，表现出来的症状都有哪些呢？

▲ 食物长时间未消化引起不适：餐后饱胀。

▲ 进食很少的食物就感到饱胀，不能继续

进餐：早饱感。

▲ 进食后会出现上腹疼痛。

▲ 进食后上腹部会有灼烧的感觉。

那么针对家庭中常遇到的消化不良症状，我们应该如何备药呢？

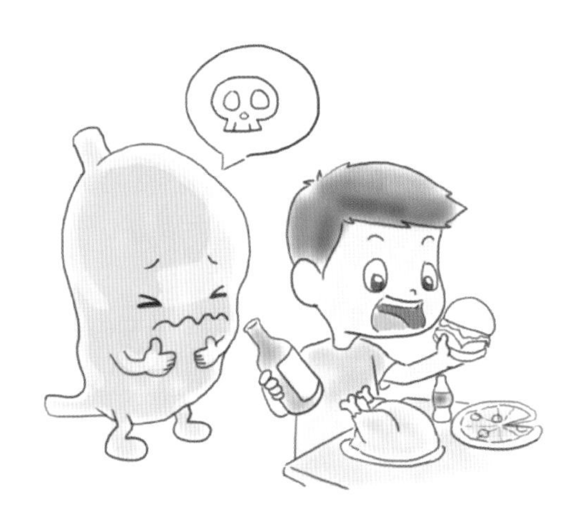

一、家庭药箱常备药有哪些？

因为食物惹出来的消化不良，药师建议家庭可配备助消化药或者中成药来帮助我们缓解这些不适的症状。

1. 治疗消化不良的西药

目前市面上出售的这些助消化的西药，您可以根据平时常遇到的导致消化不良的原因选购1～2种：

原因	药品举例	注意事项
食欲减退	干酵母片	饭后嚼碎服
进食蛋白食物过多	胃蛋白酶颗粒、乳酶生	餐前服用
进食过多	复方消化酶胶囊	温水送服

2. 治疗消化不良的中成药

中成药也是目前百姓常用来治疗消化不良的热门选择，像大家都熟悉的健胃消食片。但是服用中成药需要辨证论治，建议您还是在专业的医师或者药师的指导下选择适合的品种。

常见症状	药品举例
食后胀闷，吐后觉得舒适	香砂六君子丸、枳术宽中胶囊、胃苏颗粒、四磨汤口服液、健胃消食片
胸部胀痛，经常叹气，情绪不好时则加重	柴胡疏肝散
打嗝臭，口干口苦，恶心或呕吐，小便短黄	三九胃泰颗粒、枫蓼肠胃康颗粒、藿香清胃胶囊
呕吐物为清水，没胃口，热敷或按压肚子感到舒服，手脚冰凉	黄芪建中丸、理中丸、温胃舒胶囊、虚寒胃痛颗粒
肚子咕噜响，遇冷时加重	半夏泻心丸、荆花胃康胶丸

※ 小贴士：服用中药时饮食最好清淡，不能喝酒，不要吃生冷难消化的食物。

二、助消化药都是餐后服用吗?

其实不是的，助消化的药品服用的时间各有不同，下面给您列举了不同药品的服用时间：

服药时间	类型	具体药品
餐前服用	中成药	枳术宽中胶囊、达立通颗粒、荆花胃康胶丸等
餐后服用	助消化酶	复方消化酶胶囊、多酶片、复方阿嗪米特肠溶片等
	中成药	健胃消食片等

※ 小贴士：建议您使用前仔细阅读药品说明书，不要错过了吃药的时机。

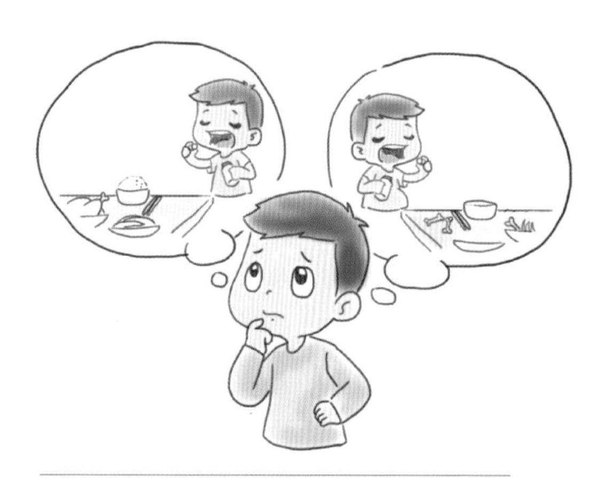

三、对付消化不良，我的药箱一定要备“吗丁啉”吗?

“胃动力不够，请吗丁啉帮忙”这是大家都熟知的一句广告词，“吗丁啉”的通用药名是多潘立酮，属于促胃动力药，可以刺激肠道蠕动促进消化，该药在我国属于非处方药，可以自行购买使用。但是多潘立酮在欧洲则被限制了适应证，仅用于缓解恶心、呕吐症状，消化不良并不建议使用，因为多潘立酮有与心脏相关的不良反应。因此，药师不建议您长期服用多潘立酮片来治疗消化不良。

四、吞咽胶囊有困难，复方消化酶胶囊能打开服用吗?

复方消化酶胶囊是无色透明的硬胶囊，如果有吞咽方面的问题，我们服用的时候可以将胶囊打开，但是打开后应立即服用。另外，需要注意复方消化酶胶囊是不可以嚼碎服用的，因为这样做会破坏酶的活性，影响药物的疗效。因此复方消化酶胶囊可以打开服用，但不能嚼碎。

五、别把健胃消食片当零食吃!

很多家庭已经把健胃消食片列入了家庭的必备药，因为其味道酸酸甜甜的，甚至有的人喜欢把它当成零食，感觉饭吃多了就吃几片。健胃消食片的主要成分是山楂，山楂味酸，能增加胃酸分泌，从而起到助消化的作用，但是过多服用山楂会有胃结石的风险。而且山楂对妇女子宫有收缩作用，如果孕妇大量服用含有山楂成分的健胃消食片，会刺激子宫收缩，导致流产。因此千万不能把健胃消食片当成零食服用。

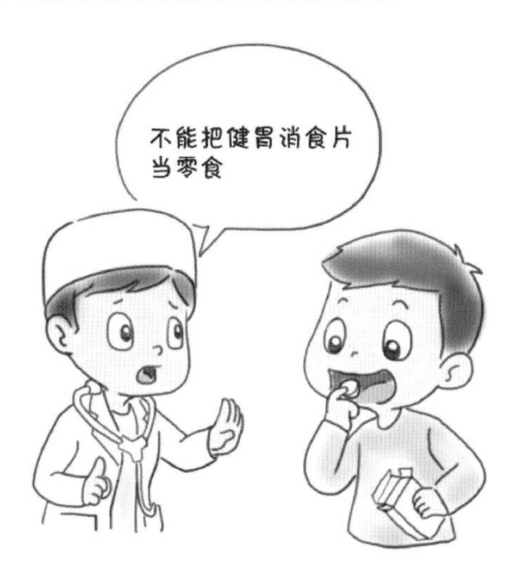

六、饮酒后，哪些助消化药就不能用了?

饭后出现消化不良，不巧餐中又饮了酒，酒精对哪些助消化药有影响？药品说明书中，温胃舒胶囊、虚寒胃痛颗粒是明确要求忌酒的，因此饮酒后不建议服用这两种药品。建议您合理饮食，适量饮酒，酒后服药要仔细阅读药品说明书是否有相关禁忌。

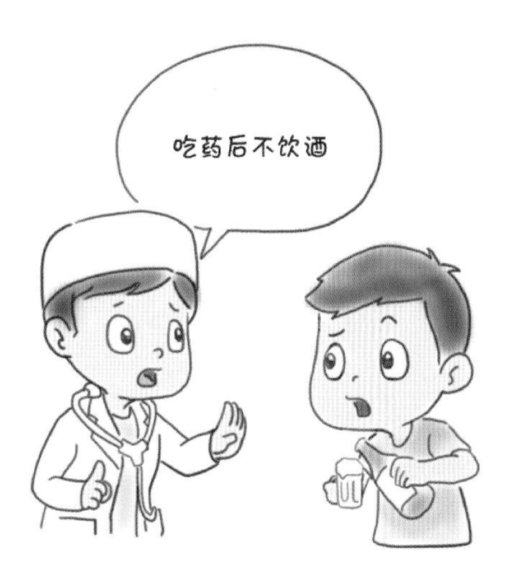

七、什么情况下需要马上到医院就诊？

▲ 当消化不良的症状加重或者不能缓解时。

▲ 没有办法判断是不是消化不良时。

▲ 当口服药品后出现不良反应时。

▲ 原有消化系统疾病的人，无法判断消化不良是否为疾病造成的。

海南医学院第一附属医院：张纯萍、符青

1.5

家庭常见外伤，我该如何备药？

日常生活磕碰难免，切菜剁肉割伤，煮饭熬粥烫伤，磕碰摔伤扭伤，各种外伤真是防不胜防。当意外伤害发生时，我们应如何紧急处理？如果伤势严重，如何做好就医前的准备工作？在家如何用药能够使伤害降到最低？

一、遇到烫伤、烧伤，如何处理和选择药物？

烧伤的定义是指由于热力的作用对人体造成的一种损伤，比如说炙热的液体、气体或者固

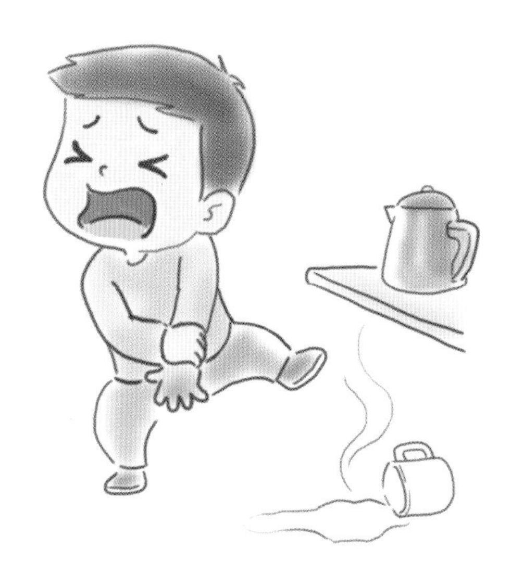

体，还有火焰造成人体的损伤。而烫伤则是烧伤的一种特殊类型，主要是由于比较热的液体作用于皮肤，引起人体的损伤，烧伤与烫伤没有本质的区别，都是一种热力的损伤。

根据烧伤的分级，可以分为Ⅰ度烧伤、Ⅱ度烧伤、Ⅲ度烧伤。日常我们需要根据这些分级来选择适宜的措施及药膏：

烧伤分级	烧伤程度	需要采取的措施及选药
Ⅰ度	疼痛明显、无水肿、皮肤发红	烧烫伤膏、紫花烧伤膏、万花油等
Ⅱ度	水疱形成、局部浸润性疼痛	水疱挑开需要前往医院处理
Ⅲ度	皮肤发焦或苍白、皮肤干燥、无疼痛感	及时前往医院处理

上述的药膏选择1种备在家中即可。

日常遇到烫伤除了涂抹药膏，我们还需要按照以下操作来正确处理烫伤：

▲ 首先以流动的清水冲洗伤口，快速降低皮肤表面热度。

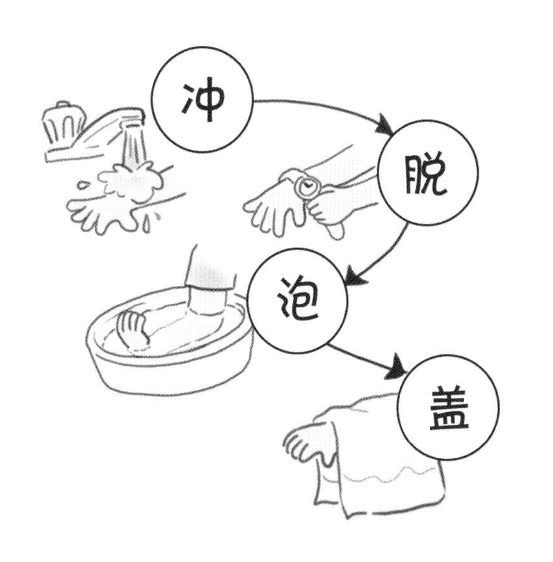

▲ 小心除去衣物，尽量避免弄破水疱。

▲ 在冷水中浸泡。

▲ 最后用纱布覆盖烫伤部位。

这里需要特别提醒一下：不要在伤口涂抹牙膏、酒精等，否则易引起伤口感染。当烫伤严重时，尤其是遇到Ⅲ度烫伤时，或出现大水疱或大面积的烧烫伤时，应尽快送医院就医。

二、遇到刀伤，如何处理和选择药物？

当在家遇到比较小的刀伤时，清洗伤口后外涂消毒药水即可。药师建议您家中可备以下消毒药水来处理伤口：

消毒药水	注意事项
75% 酒精	刺激性比较强，不宜用于伤口或破损的皮肤面，不适合儿童使用
碘酒	是碘伏与酒精的混合溶液。涂后需尽快用 75% 的酒精进行脱碘处理，以免灼伤皮肤。另外，对碘过敏、酒精过敏者禁用，也不适合小朋友使用
碘伏	可直接用于皮肤、口腔黏膜处的消毒，刺激性小，无色素沉着。适用于婴幼儿消毒。对碘过敏者禁用
双氧水	刺激性较大，有灼烧感。一般用于清理伤口的坏死组织或一些较深难以清理的伤口，建议在医师或药师指导下使用

上述消毒药水选其中一种备在家中即可。

刀伤用药，下面这些问题一定要注意：

1. 不要往伤口上撒中药粉末

许多人常会将止血的药粉比如云南白药直接撒在伤口上进行止血，有时确实能够快速止血，可是这样的操作会导致伤口快速结痂。而皮肤的伤口一旦结痂，会使伤口愈合变慢，这样可能会形成疤痕。

▲ **正确的处理方式：**一般的刀伤，出血量很少，不需要特别撒药粉，血也可以止住。尽量不要往任何刀伤的伤口撒中药药粉。

2. 不要往伤口撒抗生素药粉

抗生素常见的副作用就是引起过敏，一些容易过敏的人尤其需要注意。如果局部撒抗生素粉末，不仅容易产生副作用，甚至还容易引起一些耐药现象。而且有些人可能口服某种抗生素没有出现过敏，但是局部使用却出现了过敏。因此不建议在伤口上撒抗生素粉末。

▲ **正确的处理方式：**如果伤口流脓或者有异物分泌，自己处理不好时，千万不要往伤口上

撤抗生素，应及时前往正规医院处理。

3. 不要反复使用消毒药水涂抹伤口

75% 酒精、碘酒和碘伏等消毒药水会破坏新鲜的肉芽组织，影响伤口的愈合。因此，药师建议您不要反复使用消毒药水处理伤口。

▲ **正确的处理方式：**用棉签蘸取消毒药水充分接触伤口后即可，不需要反复涂抹。

4. 不建议使用“红药水”和“紫药水”

汞溴红溶液，就是我们俗称的“红药水”，因含有汞这种重金属，对人体有害，现在已不建议使用。龙胆紫溶液，俗称“紫药水”，因为容易导致痂下的伤口愈合不良，且对人体有致癌性，现在也不建议使用。而且这两种药水都容易引起伤口颜色改变，影响伤口的观察，因此不建议使用“红药水”和“紫药水”。

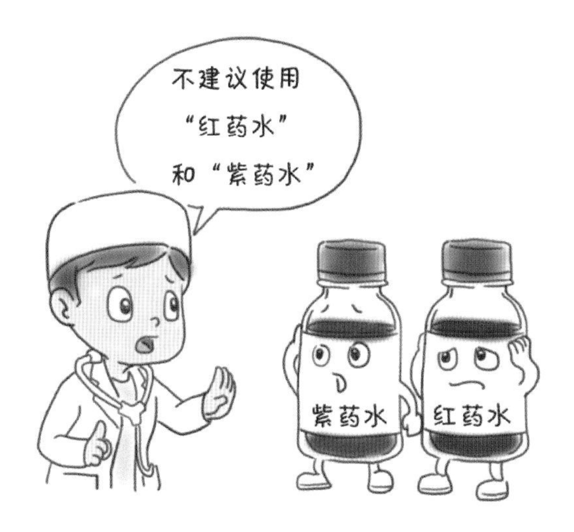

5. 碘伏、碘酒与红药水不能一起用

碘与红药水中的红汞会发生反应产生有毒的物质，对皮肤有强烈的刺激性，因此不建议消毒伤口时碘伏与红药水一起用。当然红药水现在已不建议使用。

伤口较小时，在家可进行简单处理，但当遇到以下类型的伤口时，需要您尽快到医院就诊：

▲ 当伤口比较大或有明显出血时，先用干净纱布局部压迫止血，初步处理后到医院就诊。

▲ 伤口较深，或刀具上有铁锈时。

▲ 怀疑伤口有异物，无法用清水冲出时。

▲ 伤口上沾有无法自行清理掉的细沙、污物。

▲ 伤口肿胀，疼痛难忍，切口破碎不规则，血流不止。

日常生活中，刀伤烫伤在所难免，掌握一些小外伤的急救知识，可以避免在碰上这些意外时措手不及。正确使用家中所备药品处理伤口可以缓解疼痛，加快伤口愈合。

三、遇到扭伤拉伤，如何处理和选择药物？

日常生活中每个人都会遇到各种各样的扭伤，对于一些轻微的磕磕碰碰，我们可以选择用家庭常备药品进行处理。

分类	代表药品	注意事项
外用药	1. 肌肉拉伤、关节疼痛、腰肌劳损：消痛贴膏、活血止痛膏、克伤痛搽剂、双氯芬酸二乙胺乳胶剂等。 2. 局部关节扭伤：正红花油、万花油、云南白药气雾剂等	1. 孕妇禁用 2. 可在受伤后 24 小时内冰敷伤处，24 小时后使用外用药物治疗 3. 皮肤有伤口或者溃烂时不建议使用
口服药	活血止痛胶囊、云南白药散剂、跌打片、布洛芬等	1. 根据说明书服药 2. 孕妇禁用 3. 口服药对胃肠有一定刺激性，应饭后服用

根据您家庭成员的常见症状，上述外用及口服药品家庭常备一至两种即可。

针对扭伤拉伤需要注意的是，如果遇到下面情况时，建议您尽快去医院就诊：

▲ 伤处局部疼痛肿胀非常明显，且影响自如活动。

▲ 使用了治疗的药品后肿痛仍持续或者有加重时。

▲ 外伤后出现四肢麻木或无法动弹。

▲ 长期疼痛无法忍受，且影响自如活动。

复旦大学附属中山医院青浦分院：谢宁

1.6

皮肤瘙痒，我该如何备药？

日常生活中大家经常会遇到皮肤瘙痒的问题，瘙痒严重时会影响到工作和生活，而且还会影响睡眠，导致整个人精神都不好。而造成这个现象的原因很多，当气候干燥、过度清洁、对接触的物品或者药品过敏、蚊虫叮咬或者有皮肤病时都有可能出现皮肤瘙痒。如果家中有孕妇或者老人时，更要备上解决皮肤瘙痒问题的药品。

按照瘙痒的范围，我们可以将皮肤瘙痒分为局部瘙痒和全身瘙痒。

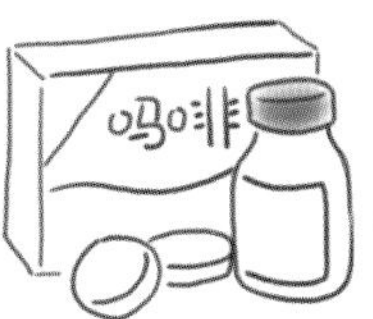

毛质衣物、
化学溶剂

妊娠
最后几个月
常常发生瘙痒

老年人皮肤干燥

寒冷天气、
热水浴

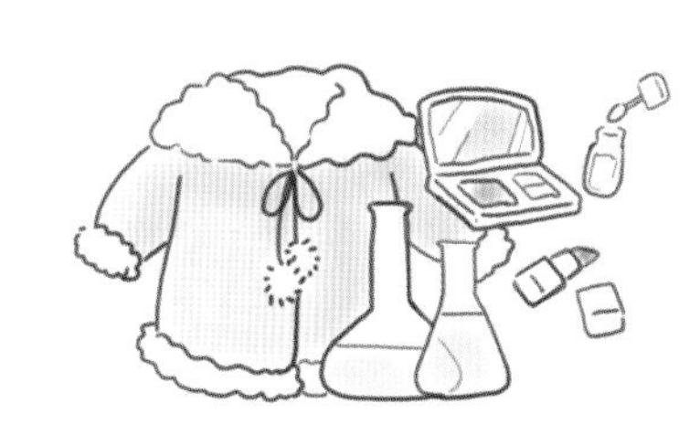

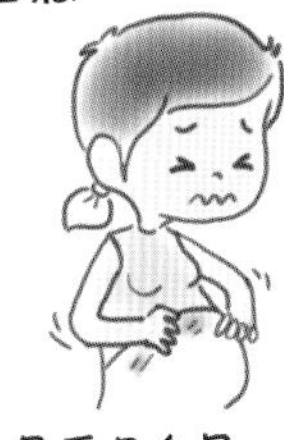

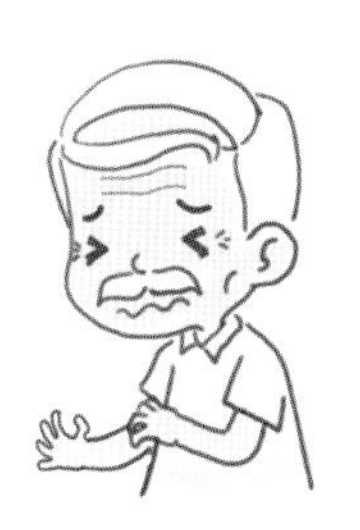

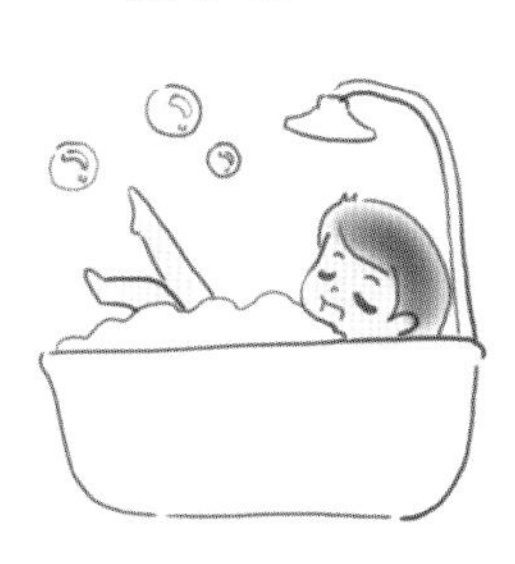

▲ 局部瘙痒：蚊虫叮咬、湿疹、皮炎、轻度药疹、孕期皮疹、妇科皮肤瘙痒等。

▲ 全身瘙痒：寒冷天气频繁洗热水浴引起的皮肤干燥、接触性皮肤瘙痒、老年性瘙痒、夏日湿疹、精神性瘙痒、伴发疾病引起的皮疹、严重药疹等。

针对局部皮肤瘙痒和症状较轻的全身瘙痒，一般都可以在家自行治疗。那么遇到这样的皮肤瘙痒，我们可以在家里准备什么药品呢？

一、家庭药箱常备药有哪些？

目前家庭常备的治疗皮肤瘙痒的药品除了外用药，还有一些口服药。

1. 口服药我们可以备哪些？有什么注意事项？

目前治疗瘙痒的常用口服药为抗过敏药，在瘙痒明显或伴有睡眠障碍、荨麻疹等症状时，我们可以口服该类药品治疗。但是市面上的抗过敏药较多，到底哪种更适合于皮肤瘙痒的治疗？我们用表格来给您做个总结：

药品成分	适用类型	特点
第一代：马来酸氯苯那敏、酮替芬、异丙嗪、苯海拉明等	不是主要作为治疗皮肤瘙痒的抗过敏药品，主要用于抗感冒、鼻炎、晕车治疗	嗜睡明显、服药次数多，影响学习及认知功能，不建议长期使用
第二代：氯雷他定、西替利嗪、地氯雷他定、左西替利嗪等	皮疹和皮肤瘙痒的一线治疗	嗜睡表现轻，每日服药1次，对孕妇和老年人安全，适合大于6个月的婴幼儿

从表格的对比中相信您也可以看出选择第二代抗过敏药治疗皮肤瘙痒更安全有效一些，服用第二代抗过敏药时还需要注意以下这些情况。

▲ 按照药品说明书用药，不可以擅自增加剂量，如需加量应在医师或药师指导下应用。

▲ 虽然嗜睡表现已较少，但仍不建议服药后驾驶和操作机器。

▲ 不建议同时服用含有其他抗过敏药成分的复方抗感冒药。

▲ 用药期间应避免饮酒或饮用含酒精的饮料。

▲ 服用这类药品 2～3 天后，如您需要前去医院进行过敏皮试，记住与医生进行沟通。因为这类药品可能掩盖您的皮试阳性结果。

除了抗过敏药，您也可以备一些 B 族维生素，这对皮肤瘙痒也有一定作用。

2. 外用药品我们可以备哪些？有什么注意事项？

市面上治疗皮肤瘙痒的外用药琳琅满目，有水溶液、软膏剂、乳霜等。我们再用一张表格来给您做个总结，您可以根据家人常见的皮肤瘙痒类型，选购1～2种剂型的外用药品：

药品剂型	适用类型	药品举例	注意事项
外用水溶液	急性皮炎、湿疹，皮疹部位有液体渗出时	3%的硼酸溶液、1∶5 000高锰酸钾(PP)溶液、生理盐水等	使用时将6～8层纱布或2层干净小毛巾在药品溶液中浸湿浸透，拧至不怎么滴水也不用太干时敷在伤处，5～10分钟后再重复上述步骤，重复1～2次
	妇科水溶液，常用于治疗女性的妇科炎症，清洁消毒不良气味	2%小苏打溶液、0.01%～0.05%高锰酸钾溶液等	1. 小苏打溶液坐浴可专用于霉菌性阴道炎。2.0.01%的高锰酸钾水溶液可以用于阴道冲洗；0.02%的水溶液用于坐浴，治疗白带过多；0.05%的水溶液清洗外阴，可预防泌尿系统感染。但高锰酸钾仅用于细菌性阴道炎和滴虫性阴道炎，用于霉菌性阴道炎可能会加重病情

续表

药品剂型	适用类型	药品举例	注意事项
外用水粉剂	多种皮肤瘙痒，但不可用于局部干燥或有渗出液的皮疹	炉甘石洗剂、复方氧化锌洗剂等	用前摇匀
	妇科洗剂	甲硝唑氯己定洗剂、除湿止痒洗剂、复方黄松洗液、洁尔阴洗液等	1. 买前认准右上角的OTC字样。2. 根据说明书进行冲洗、坐浴或者外用
外用乳霜或乳膏	皮肤干燥的瘙痒和保湿，但也不可用于有渗出液的皮疹	复方地塞米松乳膏（红色皮炎平）、糠酸莫米松乳膏（绿色皮炎平）、尿素霜等	有的含有激素或属于抗真菌药，不能大面积或长时间使用
外用酊剂	蚊虫叮咬、皮疹、湿疹，但也不可用于有渗出液的皮疹	复方醋酸氟轻松酊、止痒酊、风油精、清凉油等	有刺激性，不适用于婴幼儿皮肤和面部、眼周皮肤

这里需要提醒一下！如果用药的部位出现烧灼感、红肿等症状时，应停止使用外用药品，将涂上的药品洗净，并及时到医院就诊。

二、药箱中需要备含有激素的外用药品吗？

大家所说的激素通常指的是糖皮质激素，外用糖皮质激素药品在治疗皮肤疾病中，占据了

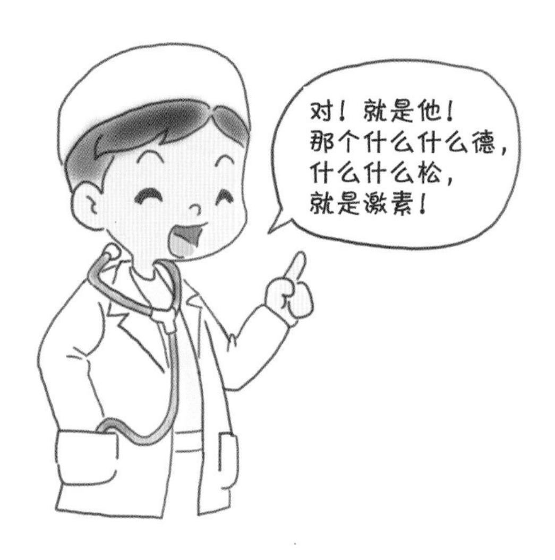

“大半壁江山”。激素就像一把双刃剑，在发挥各种治疗作用的同时，也常会引起一些副作用，但多数的副作用是使用方法不正确造成的。为了家人使用得更放心更安全，药师建议您在家中只备外用弱效的激素药膏，比如 0.1% 的氢化可的松乳膏等，这类激素可以每天涂抹 2～3 次，相对一天涂一次的激素药膏更安全。但是外用激素都不建议长时间使用，连续用药超过 4 周，婴幼儿及儿童连续使用超过 2 周，可能有发生副作用的风险。因此如果您长时间使用含激素的外用制剂仍无法改善皮肤瘙痒时，建议您去医院就诊治疗。

三、涂抹外用软膏时有哪些常见的误区？

✕ 药膏涂的越厚效果越好。

这个说法是错误的。在一个部位一次性涂抹药膏过多，如同增加了药品剂量，不但不一定会增加药效，反而会使药品通过皮肤吸收过多，出现不良反应。

✕ 药膏抹上去就行。

这个说法也是不正确的。药膏涂抹很有技巧，下面就为大家说一下正确的抹药膏方法：

▲ 擦药膏前，应先洗净双手和患处。

▲ 等皮肤半干时，取成人食指末节指腹的长度（约 2.5～3cm）的药量，用指尖轻轻涂匀，并按摩，直至患处表面看不见药膏。这个药量大约可涂 2 个手掌大小的患处面积。

✕ 抹完药膏后不能立刻抹别的药品或护肤品了。

我们可以在抹完药膏 1 小时后使用温和无刺激的保湿护肤品或其他外用膏剂，但不能使用水剂、水粉剂或酊剂。

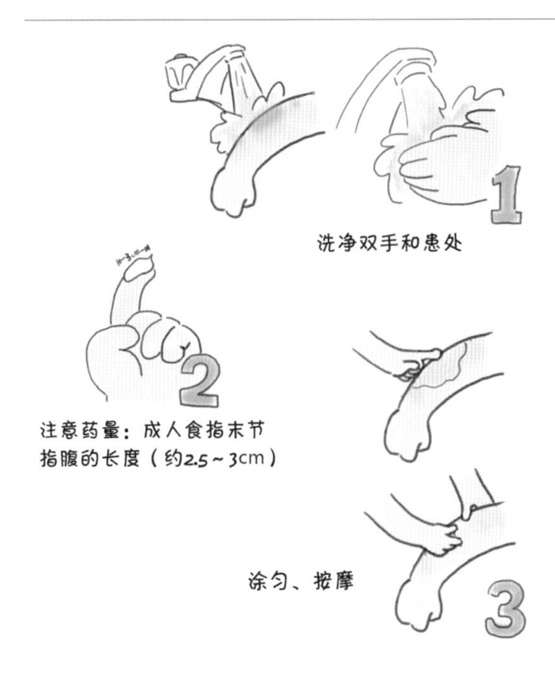

× 每天使用妇科外用溶液或者洗剂进行清洁。

这个做法是不正确的。健康的女性阴道 pH 在 3.8～4.5 左右，有多种菌群常驻，形成一种生态平衡。长时间使用妇科洗剂或溶液可能引起阴道菌群被破坏和阴道环境的改变，可能会加重阴道炎症。而且现在市面上不仅有药品类的妇科外用药品，还有保健字号和化妆品字号的妇科洗剂，而这些不是药品，对阴道菌群作用也不确定，更不能长期使用。最正确的做法是当您感到不适时前往药店或者医院，由医生或药师指导您购买及使用。

四、什么样的情况要去医院就诊？

如果您出现以下症状时，应及时到医院就诊：

▲ 用药 1 周后，瘙痒症状未缓解。

▲ 瘙痒程度已经严重影响学习、工作或睡眠。

▲ 突发性瘙痒，并且找不到原因。

▲ 全身性反复发作的瘙痒并伴随其他的症状：如极度疲劳、体重减轻、排便习惯改变、小便次数增多、发烧或皮肤潮红、皮损严重等。

▲ 特殊部位如肛周、阴囊、外阴的瘙痒。

安徽医科大学第二附属医院：王媛媛、李丽莉

1.7

口腔溃疡，我该如何备药?

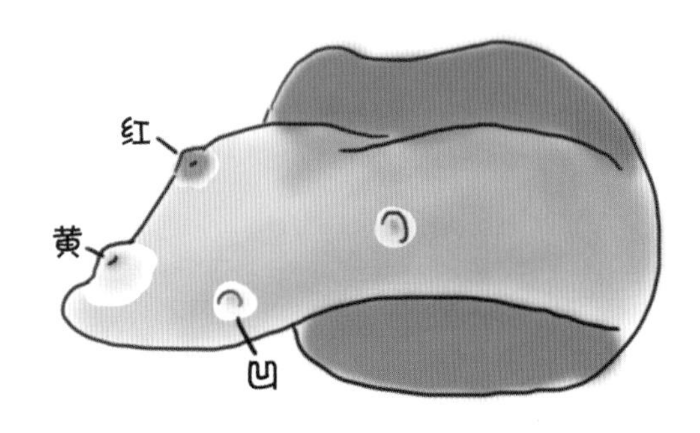

口腔溃疡，又叫复发性阿弗他溃疡，是一种常见的口腔黏膜疾病，通俗的说就是口腔黏膜“破了个洞”。通常口腔溃疡周围会红肿，中间表面是黄色或灰白色的圆形小点，中间凹陷，可总结为“红、黄、凹、痛”四个字。口腔溃疡发作不规律，但是一出现常常让您“食不下咽”，因此在家里可以常备一些治疗口腔溃疡的药品来帮助您及家人度过这段不舒服的过程。那么针对口腔溃疡，家里可以备什么药呢?

一、家庭药箱常备药有哪些?

大多数口腔溃疡不进行治疗，一到两周也可以自行愈合，但是过程可能不那么“愉快”。当觉得口腔溃疡疼痛影响到您日常生活时，在家中我们可以自备以下药品进行治疗：

药品分类	药品名称
消炎类	复方氯己定液、西地碘片、溶菌酶含片、甲硝唑含漱剂等
维生素类	维生素 B_2、维生素 C 等
中成药	西瓜霜喷剂、锡类散、冰硼散、牛黄解毒丸、六神丸、六味地黄丸等
贴剂	口腔溃疡贴片、地塞米松贴片等

1. 抗菌消炎类

（1）复方氯己定液等含漱剂：其中所含的氯己定和甲硝唑可以起到杀菌的作用，加速口腔溃疡的愈合。但是高浓度的氯己定具有一定的刺激性，使用时可能会出现恶心的感觉。此时不必惊慌，可以考虑停用或去医院咨询医师或药师。

（2）西地碘片：也就是常说的华素片，里面的有效成分为碘分子，对口腔里的微生物具有杀灭作用。但是不可久服，长期服用容易破坏口腔正常菌群环境。

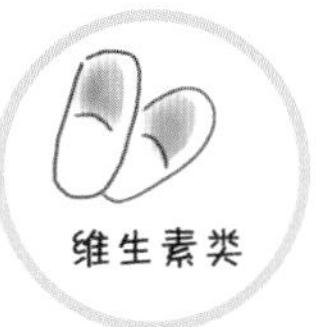

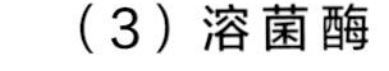

（3）溶菌酶含片：它是一种黏多糖溶解酶，既能杀菌消炎，还能消肿止血。但是我们要注意的是，这个口服含片中有甜味，因此千万要与小朋友的药品和零食分开存放，以免误服。

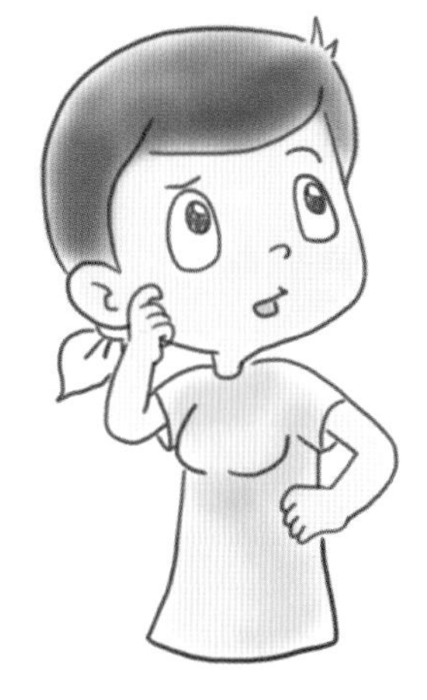

2. 维生素类

因为口腔溃疡的发生与维生素的缺乏有一定关系，所以维生素能促进溃疡愈合。与口腔溃疡关系最密切的是维生素 B_2，又称核黄素。另外一些水溶性维生素如维生素 B_1、维生素 B_6、维生素 B_{12} 及维生素 C 等，在反复出现口腔溃疡时，及时补充也有助于加快溃疡愈合。

3. 中成药

中药散剂如西瓜霜喷剂、锡类散、冰硼散、云南白药等多有清热解毒的功效，易于吸附在溃疡表面，直接用于患处，能缓解溃疡的不适感和促进溃疡的愈合。但并不是所有的口腔溃疡都可以用同一种中成药来治疗，需要辨证论治。口腔溃疡的“火”也有实火和虚火之分，不同分型的“火”治疗的药物选择不一样。实火型口腔溃疡不适宜服用辛热之物，

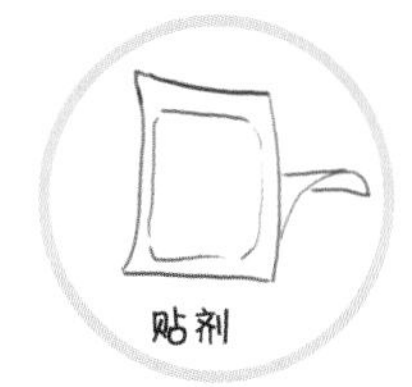

而虚火型口腔溃疡不适宜服用寒凉之物。如果您无法准确判断，可以咨询专业药师。

口腔溃疡分型	表现	代表药物
实火型	黄色溃疡面	牛黄解毒丸、六神丸等
虚火型	浅红色或白色溃疡面	六味地黄丸、知柏地黄丸等

4. 贴剂

贴剂分为贴片和贴膜，它可以直接贴在口腔溃疡面上，使用方便简单。贴剂有亲水性，当碰到口水时，它便迅速膨胀成软软的黏性物质，形成一个“保护伞”，贴在口腔黏膜上，在隔绝外界刺激的同时，缓缓地将治疗药物释放到口腔黏膜里，以发挥疗效。相对而言，贴片、贴膜黏附在口腔溃疡表面的时间要比散剂更长，药力维持更久，局部药物浓度更高。

代表药物	含有成分
口腔溃疡贴片	青黛、冰片、维生素 B_2、维生素 C、丁卡因等
意可贴（醋酸地塞米松粘贴片）	醋酸地塞米松

注意：上述药品可以根据您或家人常见的口腔溃疡类型进行备药，选择药品的时候，注意仔细阅读药品说明书，选择一类或其中一到两种药品备用即可。无法确定时，建议您咨询医师或药师。

二、关于口腔溃疡的常见误区

✕ 口腔溃疡时随意使用降火药物

发生口腔溃疡时，大部分的人会觉得是上火了，其实这是误解，就算使用降火药物后可能暂时好转，但是之后我们一定要去正规医院查清病因，根据医生和药师的指导正确用药。因为长期使用降火药物不但起不到疗效，反而可能对身体有害。

✕ 认为口腔溃疡就是缺乏维生素

导致口腔溃疡的原因多种多样，缺乏维生素只是其中的一种，而且维生素缺乏只见于部分口腔溃疡的人。在溃疡发作时一

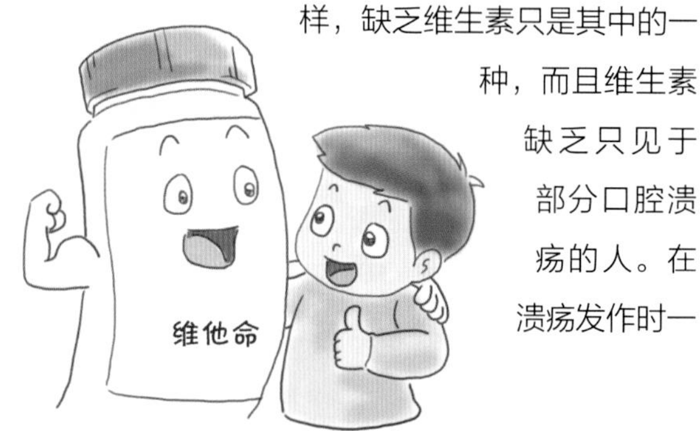

味的补充维生素，可能会造成维生素过量，反而对身体造成负担。因此在服用维生素类药品三日内溃疡无明显好转的，应停用并及时到医院就诊查明溃疡的原因。

× 长期大量使用中药喷剂和散剂

虽然大量使用西瓜霜粉剂、冰硼散等可以起到局部止痛的作用，但是一旦长期使用可能会增加溃疡的发作次数，延长每次溃疡的持续时间。

三、哪种情况的口腔溃疡需要去医院就诊？

▲ 超过两周没有自行愈合。

▲ 口腔溃疡发作频繁。

▲ 溃疡面积持续增大。

▲ 溃疡数量增多、颜色改变。

▲ 出现吞咽障碍。

▲ 自行无法判断病因时。

上海中医药大学附属岳阳中西医结合医院：徐熠

1.8

突发心肌梗死，我该如何备药？

心肌梗死，简称心梗，是由于各种原因引起的心脏冠状动脉完全或不完全闭塞，心肌细胞氧气供应不足导致的心肌细胞急性坏死，主要的表现包括胸前区尤其是心前区出现剧烈的压榨性疼痛，是一种危急的突发疾病。根据心肌细胞坏死的位置不同，疼痛可以累及下颌、上肢和肩背部等位置，同时会伴有恶心、呕吐、大汗、呼吸困难甚至晕厥、猝死等表现。

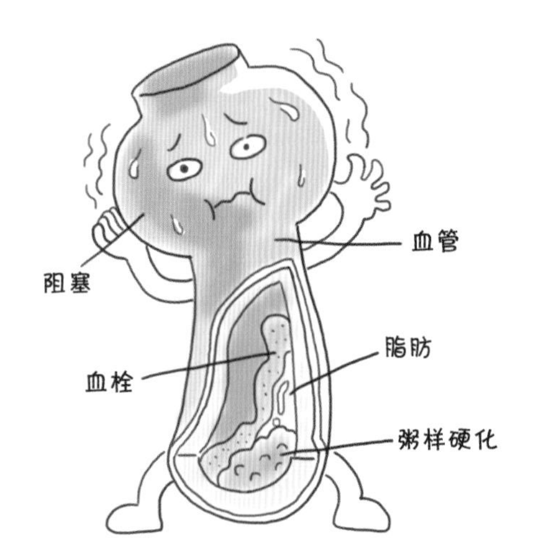

一、怎样快速判断身边人是否是突发了急性心肌梗死？如何备药？

当发现家人突然出现胸前区剧烈的压榨样疼痛，并且持续时间超过 10～20 分钟，就要高度怀疑是突发心肌梗死了。心肌梗死这种危急的疾病，如果在家能及时进行药物抢救是可以有效

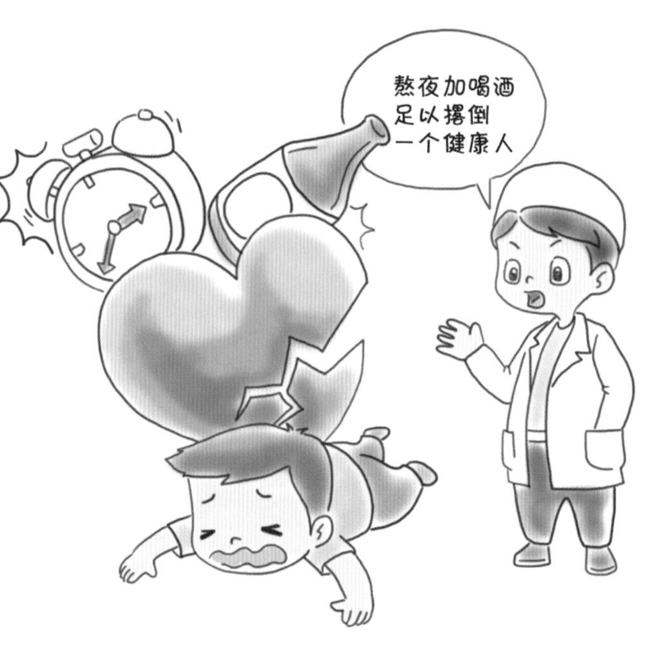

当您的家人存在下列情况时，需要特别关注心肌梗死的发生：

1. 有冠心病病史，例如心绞痛、心肌梗死、心脏支架植入等。

2. 有高血压、糖尿病、高脂血症和高同型半胱氨酸血症等慢性代谢性疾病。

3. 直系亲属有冠心病史。

4. 存在吸烟、熬夜、暴饮暴食等不良生活习惯。

缓解症状并且大大降低死亡风险的，可为就医争取到黄金时间。因此建议家里常备应对突发心肌梗死的急救药品。

下面我们为您总结了三种很重要的急救药品：

作用	药品	急救时用法
缓解胸痛、胸闷，控制血压	硝酸甘油	立即舌下含服 1 片，每 5 分钟可以重复一次。如果 15 分钟内给药 3 片胸痛仍不缓解或者疼痛较之前加剧，应立即前往医院
减少血管狭窄	阿司匹林	立即将肠溶片 300mg 嚼碎服用
	氯吡格雷	立即服用 300mg

这里提醒一下大家，我们建议您首选阿司匹林作为减少血管狭窄的药品备在家中，如果有不能服用阿司匹林的患者，我们可以选择氯吡格雷作为替换。

另外再次提醒个重点！服用急救药只能帮助患者缓解症状，为送医治疗争取黄金时间。因此突发心肌梗死 30 分钟内，须立即拨打 120，安静地等待救护车并及时送医才是关键！

在明确了需要备什么药和药品急救时的用法之后，我们还有需要特别提醒您注意的事项：

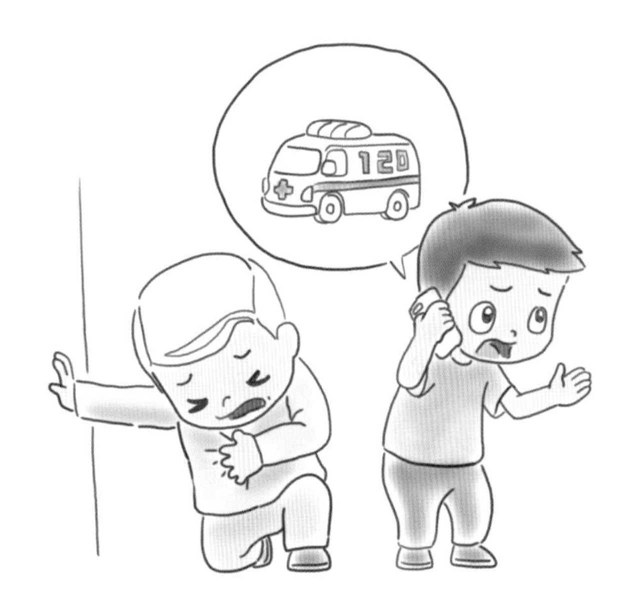

▲ 在急性心肌梗死时，如果没有什么禁忌证，均应立即嚼服阿司匹林。

▲ 拿不准家人是否为心肌梗死表现的，可以在救护车来时第一时间咨询医生是否可以服用阿司匹林后及时服用。

▲ 含服硝酸甘油前需要测量血压，当高压低于 90mmHg，且心率明显比之前加快时，不建议含服硝酸甘油。

二、心肌梗死急救备药时的常见误区

✕ 既然这么紧急，尽快去医院就是了，不服用急救药品

要知道，发生心肌梗死最重要的目标就是抢救濒死的心肌细胞，心肌梗死发生 30 分钟心肌细胞即开始坏死，因此应尽快使用急救药品来挽救心肌细胞。挽救的心肌细胞数量越多，患者后续的症状改善越明显。尽快赶去医院固然是必需的，但绝大多数人往往很难在 30 分钟内到达医院，导致延误了最佳的给药时间。而且心肌梗死的急性发作，剧烈的疼痛会让患者出现大汗、呕吐、低热、焦虑、心跳加快等表现，而这些表现都可能加速心肌细胞的消耗，导致疾病恶化。因此，用急救药品来缓解症状和减少血管狭窄与帮助血管再通同样重要。

✕ 家里常备速效救心丸就够了

很多人将速效救心丸当作心脏病急性发作时的万能良药。这种想法是错误的，根据现有的临床研究，阿司匹林和硝酸甘油才是目前有明确治疗意义的心肌梗死急救药品。而且速效救心丸说明书中明确指出了速效救心丸仅用于缓解冠状动脉狭窄的心绞痛，对于血管完全闭塞的心梗，作用并没有那么明显，因此我们不能只准备速效救心丸用于家中出现的急性心肌梗死。

✕ 反复使用急救药品，增加疗效

在急救时硝酸甘油含服一片可能效果不佳，患者还是感觉胸闷胸痛。这时有些人会认为可能是药量不够，于是盲目增加药量。但是这种做法不但达不到效果，还会引起严重的不良反应。因为硝酸甘油可以扩张所有血管，如果频繁服用可能会引起血压的急剧下降，更不利于急救。**正确的做法是让患者坐起来，每隔 5 分钟含服一次硝酸甘油，最多连续服用三片。**用药期间建议您测量患者血压，如果用药 5 分钟后患者血压的高压低于 90mmHg，且心率明显比之前加快，即使仍有胸痛胸闷的感觉也要停止使用硝酸甘油了。

✕ 急救药品像普通药品一样保存

这个做法也是不正确的，因为硝酸甘油容易挥发，所以保存条件比较严格，它需要密闭、避光，在阴凉处（不超过 20℃）保存。如果我们购买的是 100 片大瓶装的硝酸甘油，开瓶使

用过以后，就不能保证药片是在一个密闭的环境中存放了，这时药效容易降低。因此建议您尽量减少硝酸甘油片瓶盖的开启次数，并且每3～6个月检查一次药品是否有变黄或开裂。**开封的硝酸甘油最好每6个月更换一次。**

✕ 所有人心肌梗死时都能使用硝酸甘油和阿司匹林

这个做法也是错误的。前面提到了，当患者在服用前血压偏低心率加快时，是不建议您使用硝酸甘油的。

那么有哪些人是不能服用阿司匹林的呢?根据说明书，我们为您总结一下:

▲ 对阿司匹林或其他水杨酸盐药品过敏的人。

▲ 曾经因水杨酸盐或含水杨酸物质、解热镇痛抗炎药导致哮喘的人。

▲ 有活动性消化性溃疡的人。

▲ 容易出血的人。

▲ 严重的心、肝、肾功能衰竭的患者。

▲ 服用甲氨蝶呤（剂量为每周15mg或更多）的患者。

▲ 妊娠最后3个月的患者。

如果您或您的家人有以上情况，可选择备上氯吡格雷在家中用于突发心肌梗死的急救。

急性心肌梗死是家庭常见的急性病之一，希望您能重视，在家中备好心肌梗死的急救药品并记牢急救措施，以及时挽救家人的生命。

上海交通大学附属第一人民医院：李琴

重庆大学附属肿瘤医院：唐宗伟

1.9

家有宝宝，我该如何备药?

家中宝宝的一举一动都牵动着家人的心，然而孩子时常免不了会有一些小病小痛，比如发烧哭闹、呕吐腹泻等，如果都去医院处理，一是有些小问题没有必要，二是容易导致医院内交叉感染，因此为宝宝准备一个药箱就成为不可或缺的事。一旦小孩子出现异常情况，家长就可以有充足的准备应对，一些小毛病、小伤口在家就可以处理。

要为家里宝宝备药，首先要了解他们的身体特点。下面我们用一张表格总结一下宝宝的身体特点以及所备药品的特点:

身体特点	药效变化	备药特点
胃酸偏少，肠运动不规律 脂肪少 多个脏器发育不完全	药品吸收增多 药效增强，不良反应增加	需选择相对安全、药效温和、对生长发育影响小的药品

一、家庭药箱为宝宝常备的药有哪些?

宝宝生病了有些时候需要爸妈在家先针对出现的症状进行处理，让宝宝的症状先得到缓解，感觉舒服一些后再去医院治疗。常见的爸妈能自行处理的症状包括发热、腹泻、便秘、湿疹、摔伤等。需要注意的是，家庭药箱中不建议为宝宝配备止咳祛痰药品。因为引起孩子咳嗽及痰多的原因较多且也较为复杂，需要根据医生的专业建议来使用。盲目使用止咳化痰药不仅无法改善宝宝咳嗽的现象，还可能会影响孩子的身体健康。

根据宝宝常遇到的一些问题，我们可以参考以下清单来备药:

备药种类	可选药品及成分	备注
退热药	布洛芬	> 6 个月宝宝可用
	对乙酰氨基酚	> 3 个月宝宝可用
鼻腔清洗剂	生理盐水鼻喷剂（外用）	
抗过敏药	氯雷他定	> 2 岁宝宝可用
	盐酸左西替利嗪	> 6 个月宝宝可用
补液	口服补液盐Ⅲ	
止泻药	蒙脱石散、益生菌类	
便秘	开塞露（外用）、益生菌类	
湿疹瘙痒	炉甘石洗剂	皮肤有破损干燥时不推荐用药
外伤护理药	碘伏	

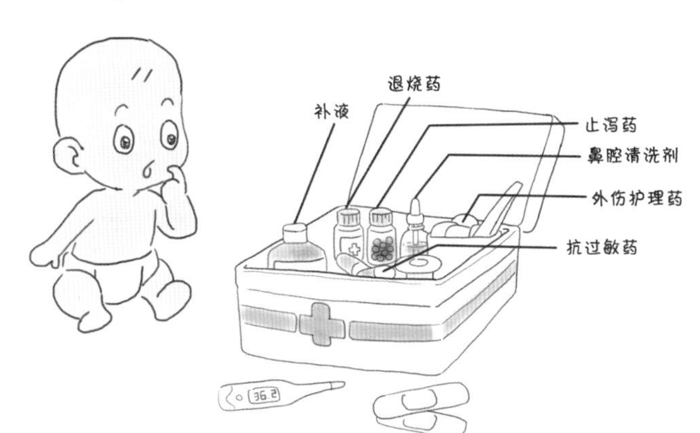

1. 退热药还是感冒药?

发热是孩子最常见的疾病之一，一般低烧时推荐使用物理方法降温。但是当体温超过 38.5℃时，孩子容易有不舒服的表现，此时需要使用退烧药降温。目前常见的儿童退烧药为对乙酰氨基酚和布洛芬，并且都有儿童剂型，家长可以根据宝宝的年龄进行选择。

那么成人用的复方抗感冒西药比如酚麻美敏混悬液也有儿童剂型，是否可以给宝宝用呢?美国曾有报道关于儿童服用过量抗感冒药死亡的病例，因此 2016 年美国食品药品监督管理局就发布了公告：2 岁以下儿童不应给予任何含有减充血剂（伪麻黄碱）或抗组胺药（马来酸氯苯那敏）的感冒药。同时美国儿科协会也提出：“复方感冒药，2 岁以下幼儿禁用，4 岁以下不推荐使用，4～6 岁儿童要在医生的指导下使用，只有 6 岁以上的儿童才能根据需求自行使用。”所以**为孩子们备药的家长需要特别注意，无论是什么剂型，都应尽量避免为孩子选购复方感冒药。**

2. 益生菌，治腹泻还是便秘?

益生菌能够直接或间接地补充人体肠道里的正常菌群。腹泻后，宝宝肠道功能还有一段时间需要恢复，服用益生菌类药品能够帮助宝宝恢复肠道的正常菌群，因此宝宝腹泻时服用市面上的益生菌都是可行的。

但是便秘时，需要选择能释放乳酸的益生菌来促进大肠的运动，改善便秘。因此家长选择益生菌治疗便秘时，可以看成分选择含有乳酸杆菌和双歧杆菌的药品备在家中。

3. 要碘伏，不要酒精、碘酒！

宝宝的皮肤比较娇嫩，酒精和碘酒里面的“酒”会刺激宝宝的皮肤，而且酒精容易经皮肤吸收进入身体，对宝宝的肝脏造成影响，因此不要给宝宝使用酒精和碘酒。碘伏的主要成分是有机碘，刺激性相较酒精和碘酒小，相对安全，因此建议用碘伏来为宝宝处理外伤。

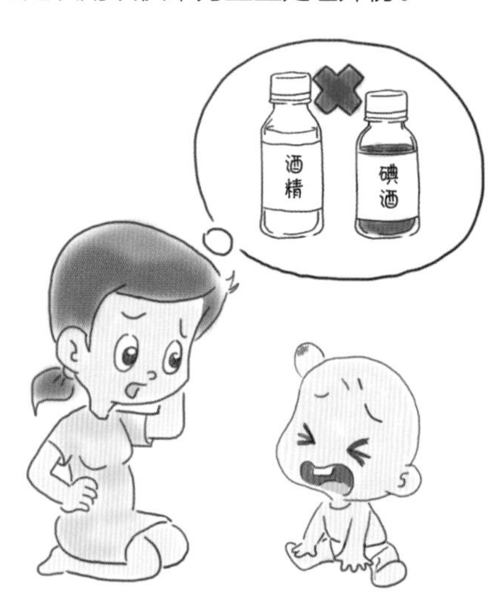

二、宝宝备药误区及建议

✕ 是药三分毒，宝宝发烧了能不用药就不用药！

宝宝发热有两种情况，感染性发热和非感染性发热。虽然发热有时候不是坏事，但是当孩子发热超过 38.5℃时，容易有一些不舒服的表现如精神不佳、恶心呕吐等，此时可以用药降温。因此为了及时缓解孩子的不适，家中需要备有退烧药。

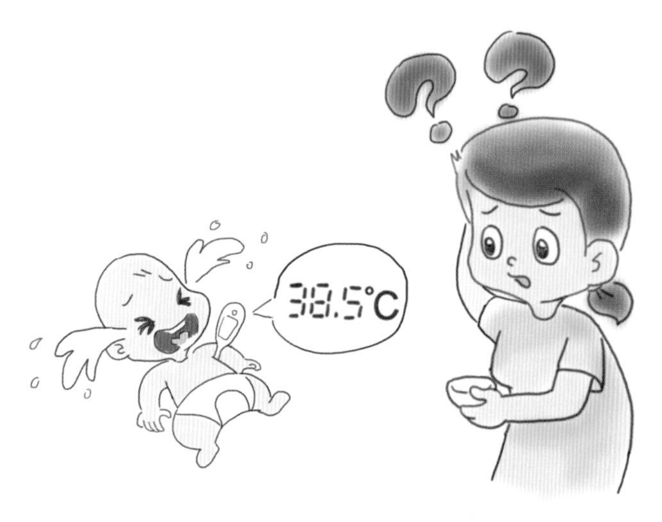

✕ 使用成人剂型药品按照儿童剂量喂药！

儿童药品一般都有儿童的剂型，这不仅是因为方便选择剂量，还有许多儿童剂型，如颗粒剂、散剂、糖浆剂、滴剂都有各种水果口味，能减少宝宝喝药时不配合的情况。另外，成人剂型如胶囊、片剂等口服剂型也不利于孩子吞服，同时剂量也不方便把控，因此建议家长不要凭经验给孩子喂成人药品。

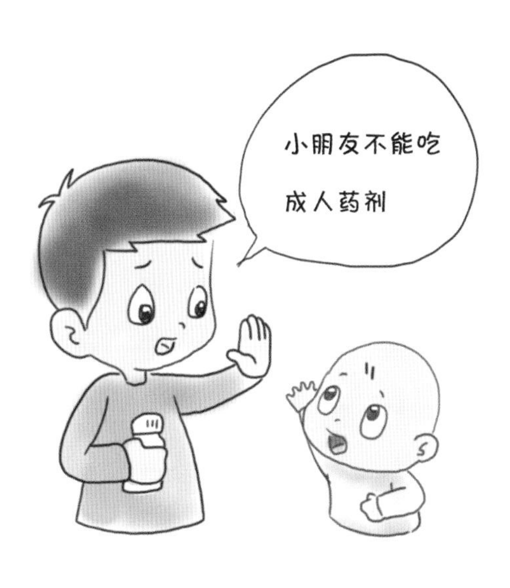

✕ 中成药不良反应少，对宝宝更安全！

有些中成药说明书中标出“不良反应尚不明确”，这不是表示这些药没有副作用，而是说明药品目前缺乏相关的临床试验数据。而且中成药的使用需要配合相应的辨证论治，不同的症状需要服用不同的中成药治疗，如果药品吃错了，不仅无法治疗宝宝的疾病，可能还会加重病情，因此使用中成药时建议在医生的专业意见指导下选用。

✕ 家有宝宝要多备药！

家庭备药的目的是在宝宝生病时，家长能用手头的药品为他们缓解症状。一旦遇到没有办法控制的情况，需要尽快带孩子去医院治疗，因此药师不建议多备药，每种类型备一种药品即可，且需要每隔 3～6 个月定期检查药品有效期，以防药品过期。

三、什么情况下需要带宝宝及时就诊？

当使用家庭备药帮助孩子缓解症状时，出现以下情况应尽快带孩子去医院就诊：

▲ 一直哭闹不停，很难被唤醒。

▲ 手臂、大腿或身体的其他部位出现不能控制的抽动、痉挛。

▲ 脖子僵硬、不灵活。

▲ 神志不清，行动怪异，如孩子出现幻觉、幻听等。

▲ 呼吸费力或呼吸困难。

▲ 不能吞咽任何食物，并不住地流口水。

▲ 皮肤上出现紫色的斑点或发白、发灰。

▲ 不满 1 岁的孩子每分钟脉搏超过 160 次，年满 1 岁的孩子每分钟脉搏超过 120 次。

▲ 排尿时有灼热或疼痛感。

▲ 腹泻时大便中有血。

最后总结一下：对待宝宝用药，不要拿成人药品种类和剂量给宝宝服用，以免宝宝用药过量中毒或发生不可逆转的伤害。应该遵照药品说明书，根据宝宝年龄和体重以及病情的轻重用药，若实在不知道如何处理，千万不能拖，抓紧找医生解决。最后再次强调，宝宝用药，慎之又慎，服错药、服过期药物、不注意服药禁忌，都会给宝宝造成难以预料的健康危害，爸妈务必慎重对待。

平舆县人民医院：殷远行

上海交通大学附属第一人民医院：李琴

1.10

家有老人，我该如何备药？

俗话说：“家有一老，如有一宝。”但是随着年纪的增长，人身体的各个器官会逐渐退化，“身体零件不好使”所导致的各种问题就开始困扰着家里的老人。比如老年人腿脚不便，磕磕碰碰在所难免，糖尿病、高血压等慢性病导致的突发急症更是让每个家庭心急如焚。因此家有老人时，我们要关注老年人的每日用药和急救药品。

要为家里老人备药，首先要了解他们的身体特点。下面我们用一张表格总结一下老年人的身体特点以及所备药物的特点：

身体特点	药效变化	备药特点
胃酸分泌减少，胃肠运动减慢 循环差，脂肪增多 多个脏器功能减退	药品吸收增加 药效增强，不良反应增加	需选择相对安全、药效温和、对肝肾功能影响小的药品

那么根据这些特点，我们应该如何为家里的老人备药呢？

一、家中常备胃肠药

老人的胃肠活动变慢，胃液分泌也相应减少，容易发生便秘，也经常会出现饭后胀气的情况。因此家中可常备一些助消化和通便的药品，常备药品包括健胃消食片、乳果糖、开塞露等。但是导致老年人胃肠不适的原因较多，如果长期胀气或便秘，建议前往医院就诊。如果经确诊为功能性的便

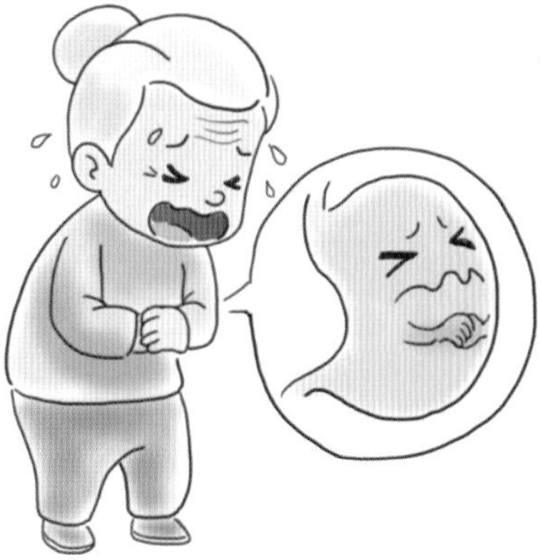

秘或消化不良，可根据医生开具的药品常备于家中。

这里需要注意的是：如果确诊为功能性胃肠疾病，医生可能会开具一些抑酸剂，比如奥美拉唑、雷贝拉唑等。抑酸剂与一些老年人长期吃的药品之间有的会产生相互作用，比如抑酸剂奥美拉唑与抗血小板药氯吡格雷之间有相互作用，两个药一起吃可能会影响氯吡格雷的药效，对治疗心脏疾病不利。因此，在医生开具药品之前，需要您告知在家长期服用的药品名称，便于医生为您开具更适合的药品。

二、常备抗感冒药的药效需温和

老年人服用复方抗感冒西药退烧后会出很多汗，容易虚脱。而且这类药品中许多含有马来酸氯苯那敏等抗过敏成分，老人服用后容易“迷糊”。并且这种类型的抗感冒药有伪麻黄碱成分，服用后容易使有高血压病的老年人心跳加快、血压升高，也容易使有前列腺肥大的老人排尿更加困难。因此，在有老人的家中建议可备一些作用相对温和的抗感冒中成药。如果感冒症状明显，老年人

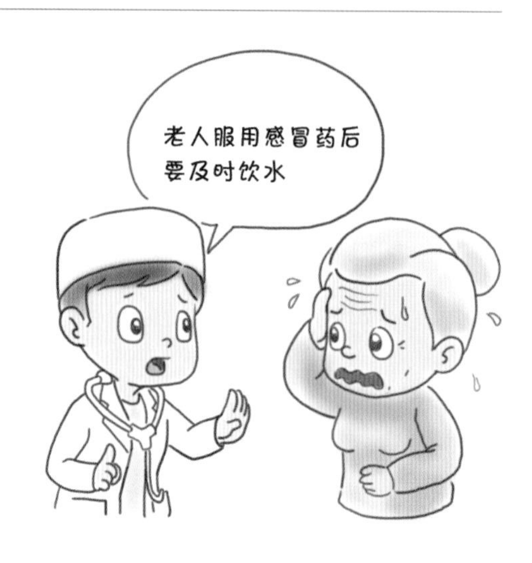

服用复方抗感冒西药进行治疗后应及时饮水，并注意有没有出现心脏及排尿方面的不适表现。

三、准备一个急救药箱

老年人因为血管弹性变差，在天气变化时，血管突然收缩，容易造成血压升高，出现一些心脑血管的急症，其中心肌梗死这种急性缺血性疾病是老年人常见的突发急症之一。家里有呼吸病史的老人突发哮喘时，一些喷雾剂如沙丁胺醇也是需要及时准备的。因此，家里有老年人时，准备一个急救药箱很重要。急救药箱建议放在老人床头，方便自救。急救药箱里需要准备的药品包

括硝酸甘油、阿司匹林、沙丁胺醇喷雾剂等。

这里还是要请您注意：服用急救药只能帮助患者缓解症状，为送医治疗争取黄金时间。因此当突发疾病时，我们服药后仍应立即拨打急救电话送医救治。另外，虽然备好急救药箱很重要，但急救药品的保存更重要，否则药品丧失药效就起不到急救作用了。因此建议家有老人时，每3～6个月检查一次药品，并且注意每6个月更换一次硝酸甘油片。

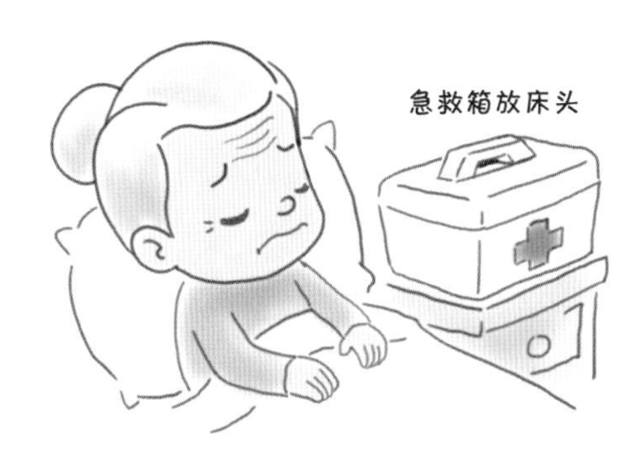

四、定期帮助老人整理长期使用的药品

老年人十有八九都有一些慢性疾病，有些甚至需要长期服用多种药品，主要为降压药、降糖药、降脂药等，这些药品定期会从医院拿回，如果不按照疗程服用，可能影响治疗效果。然而如果这个月的药品还没吃完，下个月再次领取回来，药品太多很容易混乱。因此建议您定期帮助家里老人整理药品，具体方法如下：

▲ 单独为老人长期服用的药品准备药箱，并放在老人房间内。

▲ 列出清单，登记药名和有效期，快到有效期的药品用彩色笔在纸上标记。

▲ 每个月去医院领取药品前清数剩余的药品，并将剩余药品放在领回的新药品之前，优先使用剩余药品。

五、跌打损伤药品不能少

老年人腿脚不利索，难免磕碰、跌倒受伤，家中应常备外用的跌打损伤药品及治疗工具，如云南白药、红花油、创口贴、碘伏、医用纱布等。

六、药品剂型选择很重要

▲ 老年人应尽量选用口服药品，如果家有吞咽困难的老年人，选购药品时建议您选择糖浆

剂、溶液剂或颗粒剂。

▲ 最好选用长效制剂，减少服药频次。

最后，为了家中老人，有些事情您需要特别注意：

▲ 仔细阅读药品说明书，严格按照说明书推荐剂量或按照医嘱嘱咐老人用药。

▲ 当老人视力不好、手不利索时，需要帮助他们拿取药品。

▲ 加强医疗知识的学习。

▲ 及时记录老人每天的服药情况。

上海交通大学附属第一人民医院：李琴

平舆县人民医院：殷远行

1.11

家庭药箱可备好哪些工具？

在日常生活中，很多家庭都备有小药箱，家庭药箱中除了药品，往往还备有体温计、创口贴、碘伏棉签等常用小工具。那么这些工具如何挑选？如何正确使用？使用时都有哪些注意事项？

一、体温计那么多种，我该选择哪种？该如何正确使用体温计？

在日常生活中，很多疾病最先出现的症状都是发烧，判断是否发烧就要用到体温计。因

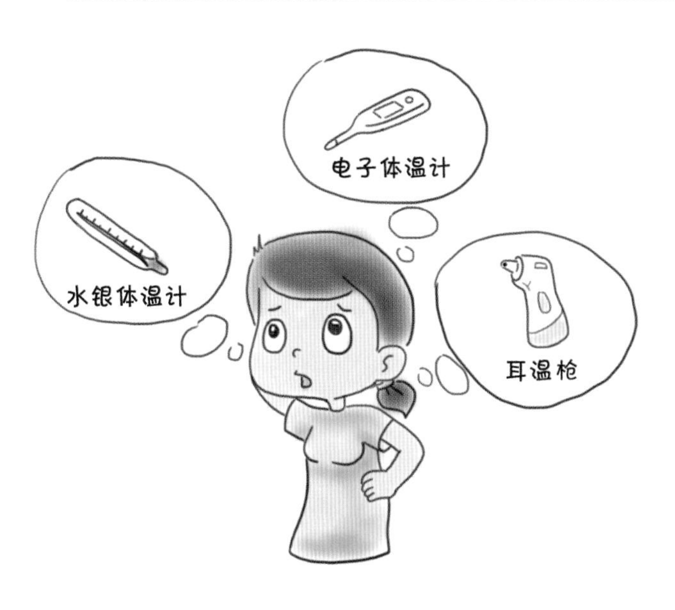

此，体温计是家庭药箱中必备的工具，那么在购买时，要如何挑选体温计呢？

1. 水银体温计：逐步退出历史舞台

水银体温计有着诸多的优点：便宜、易清洗、易消毒，使用方法简便，几乎人人都会；但是，水银体温计的缺点也是难以忽视的：玻璃材质，容易摔碎，摔碎后漏出的水银会污染环境，对健康和环境不利。

2020 年 10 月，国家药品监督管理局发布相关文件，我国自 2026 年 1 月 1 日起，将全面禁止生产含汞体温计和含汞血压计产品，这个伟大的发明也将退出历史舞台。

2. 电子测温器：使用方法很重要

目前市面上常见的电子测温器主要有额温枪、耳温枪和电子体温计三种。

额温枪和耳温枪主要依靠传感器接收人体的红外线来判断体温，在理想状态下，测得的结果应该是准确的。很多人觉得“测不准”，主要是因为使用方法不正确。

▲ 额温枪

额温的影响因素很多，室内温度、皮肤的干燥程度都会影响结果，刚洗过脸或摘下退热贴就直接测得的“体温”，并不能反映人体的真实温度。但额温枪方便、快捷，经常用在幼儿园、游乐场、机场、火车站这种人流量大，需要快速筛查发热患者的地方。家庭一般不推荐使用此类体温计。

▲ 耳温枪

耳温枪测量的是鼓膜的温度，比较能反映人体的真实体温。耳温枪有不同的种类，有的需要戴一次性的“帽子”，有的不需要。如果搞错

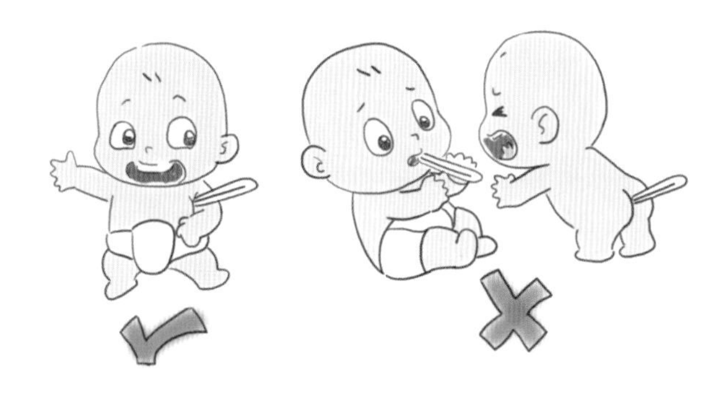

了，或者“帽子”有破损，测出来的温度就不准确。而且，因为人的耳道并不是直的，3 岁以内的婴幼儿测量耳温时，需要把耳廓向后外下方提，3 岁以上要向后外上方提，才能将耳温枪放在正确的位置。6 个月以下的小宝宝耳道直径较小，不适宜用耳温枪。另外，如果短时间内多次反复测量，耳温枪本身会影响耳道的温度，也会影响测量结果的准确性。

▲ **电子体温计**

电子体温计的使用方法与经典水银体温计差不多，都是放在舌下、腋下或直肠内来测量体温，最符合大众的使用习惯，测得的温度也较为准确，家庭药箱中一般常备这种体温计。但它的缺点是，与前两种设备相比，测量体温需要的时间较长，不同品牌所需时间从 30 秒到 3 分钟以上不等。另外，饮食（冷饮、热饮）、剧烈运动、洗澡等都会影响测量结果，需要等 30 分钟后再测量体温。

上面提到的三种电子测温工具，对使用方法都有相应的要求，要想测得准，买了电子测温设备之后，一定要仔细阅读说明书。因为同一类测温工具不同厂家的产品，使用方法也不大一致。

最后，还有最重要的一点需要提醒大家，**体温只是一个参考，是否需要用药、何时用药，要根据症状和检查结果来判断。**

二、只要有伤口，就可以用创口贴吗？

创口贴也叫止血贴，有止血保护伤口的作用，在生活当中使用非常广泛，无论是切菜时被刀划伤，不小心割破手，还是女生夏天穿凉鞋磨破脚后跟，都会使用创口贴来进行应急处理。那么创口贴在使用时有哪些注意事项呢？

首先，使用创口贴前一定要把伤口清理干净，否则会造成感染。手指上的伤口千万不可缠绕太紧，否则会导致血液不流通。还有，创口贴的作用只是压迫止血，没有兼顾透气性和消毒作用，长时间用创口贴覆盖未经消毒处理的伤口，会让细菌生长，引起伤口化脓，所以创口贴不宜使用时间太长，一般建议不超过 3 天。

有些伤口，不可以使用创口贴

▲ 被动物咬伤或抓伤的伤口。

▲ 皮肤疖肿。

▲ 污染较重的伤口。

伤口最忌讳的就是感染，因此要进行消毒杀菌，并保持干净。被动物咬伤或抓伤的伤口和已经受到感染的伤口不能封闭住，要保持伤口透气和便于消毒处理，被动物咬伤或抓伤后要及时注射狂犬病疫苗。在此类伤口上使用创口贴，不但不利于脓液的吸收和引流，反而有利于细菌生长繁殖，因此这种伤口不能使用创口贴。

三、碘伏棉签该怎么用?

碘伏对皮肤的刺激性小，毒性比较低且作用持久，使用相对安全，可以起到消毒伤口的作用，因此生活中我们可以使用碘伏棉签来进行消毒。

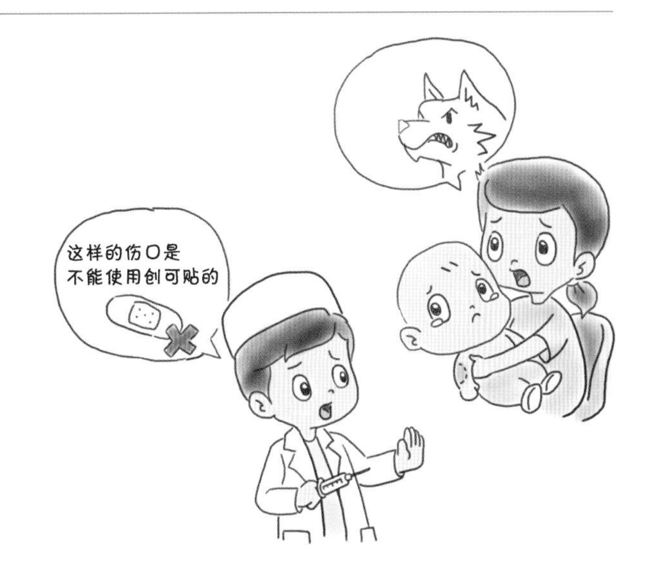

1. 碘伏棉签的正确使用方法

▲ 一手将棉棒彩环端沿胶膜向上顶出。

▲ 当抽出棉棒以后，印有彩环端向上，另一只手握住棉棒上端。

▲ 沿彩环处折断，当管内液体流至管身一半时即可反转棉棒使用。

2. 碘伏棉签的使用注意事项

▲ 碘伏棉签仅供外用。

▲ 不要接触眼睛，更不要插入耳道。

▲ 如果出现下列情况请停止使用或者咨询医生：有很深的伤口、刺伤或严重烧伤，皮肤发

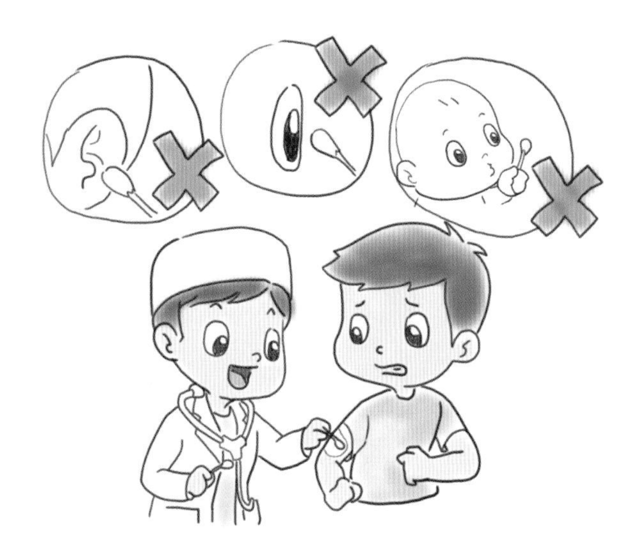

红、发炎、肿胀、疼痛持续或加重，已经发生了感染，使用超过一周无明显作用。

▲ 放在儿童接触不到的地方。

▲ 碘过敏患者不要使用。

四、抗“疫”期间，您的口罩选择正确吗？

为了预防新型冠状病毒感染，“戴口罩”成为每位市民外出时防止感染和保护自己的一大重要措施。那么在发生呼吸道传染病流行时，怎样的口罩是家庭必备的呢？

1. 普通口罩和一次性医用口罩

普通口罩只能滤过较大的颗粒，如烟尘、粉尘粉末等，保护能力有限。一次性医用口罩符合相关注册产品标准（YZB），但是缺少对颗粒和细菌的过滤效率要求，对颗粒和细菌的过滤效率要求低于医用外科口罩和医用防护口罩。这种类型的口罩适用于以下几种情况：

▲ 需要在人员密集场所滞留的市民。

▲ 需要在人员相对密集的室内工作环境上班的市民。

▲ 需要前往医疗机构就诊的市民。

▲ 需要集中学习和活动的儿童、学生等。

该类型的口罩是您外出和上班首选的口罩类型，在家中可长期配备，不仅用于疫情的预防，也可用于其他活动中的空气污染。

2. 医用外科口罩

是指符合 YY 0469—2004/2011《医用外科口罩技术要求》标准的口罩。其颗粒过滤效率、细菌过滤效率和呼吸阻力都有很明确的规定，可阻隔 90% 不小于 5μm 的颗粒，能阻挡少量血液、体液及喷溅物。

标准的外科口罩分 3 层：外层是阻水层，防止液体飞溅；中层是过滤层，阻挡颗粒；内层用于吸收佩戴者释放的液体和湿气。外科口罩是医务人员或者相关人员的基本防护，这种类型的口罩适用于以下人群：

▲ 在普通门诊、病房工作的医务人员。

▲ 人员密集区的工作人员。

▲ 从事与疫情相关的行政管理、警察、保安、快递等人员。

▲ 居家隔离及其共同生活人员。

如果您家中有上述人员，家中需要配备该类型的口罩来保护自己。

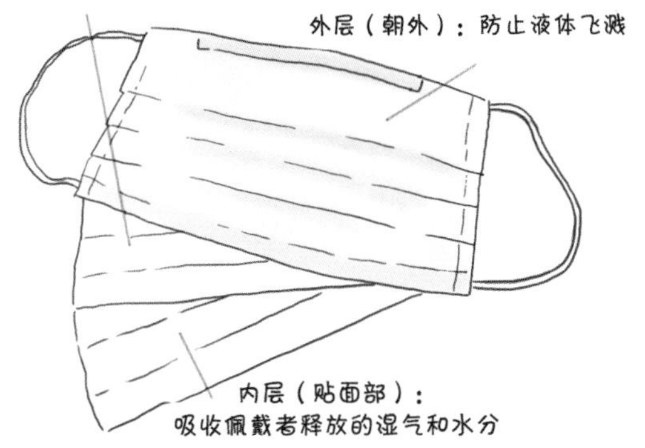

3. 医院防护口罩

也就是我们常说的 N95 口罩，其中，N 表示 not resistant to oil, 可以用于防护非油性悬浮颗粒；95 的意思是过滤效率≥ 95%，表明经仔细测试后，这种口罩可以阻挡至少 95%的非常小的（0.3 微米级别）测试颗粒。因此适用于接触空气传播或近距离接触经飞沫传播的呼吸道传染病患者的医务人员佩戴。

正确的置备口罩后，就是正确的佩戴口罩，分为“选 - 洗 - 确 - 罩 - 贴”五步。

▲ 选：选择尺码适合自己面部大小的口罩。

▲ 洗：戴口罩之前必须要清洁双手。

▲ 确：确定口罩的完好性，正反面以及上下方向，比如说一般有颜色的一面应向外，有金属条沿的应朝上。

▲ 罩：鼻子、嘴巴、下巴贴紧罩好。

▲ 贴：有金属条沿的应沿鼻梁两侧用手压紧，确保贴紧。

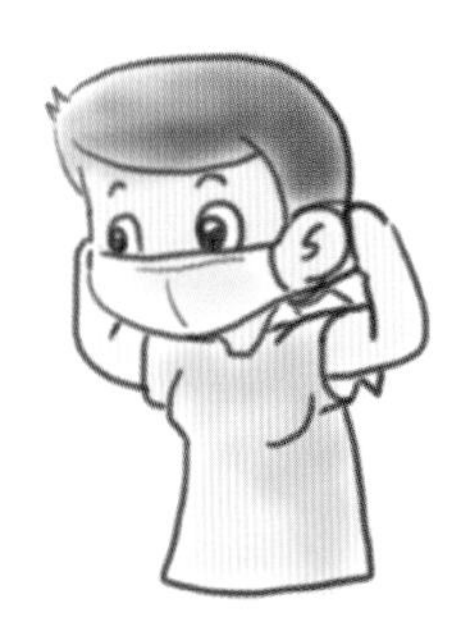

第一步：
通过绑带拿住口罩，确保口罩遮住您的嘴和鼻子，然后将绑带放在耳朵上。

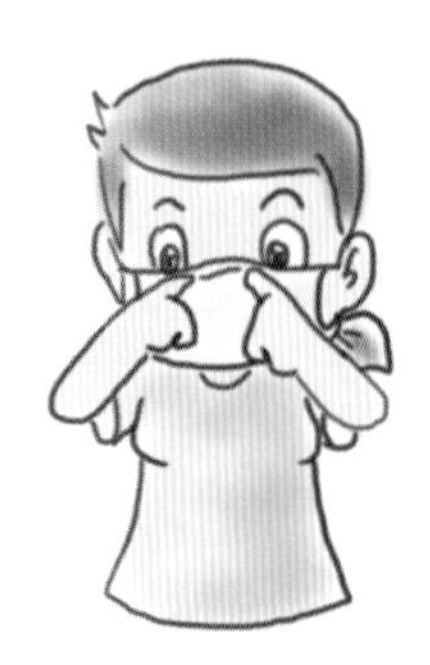

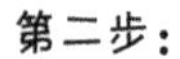

第二步：
拉开口罩，使其将下巴、嘴巴、鼻子紧贴罩好。按压口罩上沿金属边或硬边，使其紧贴鼻梁。

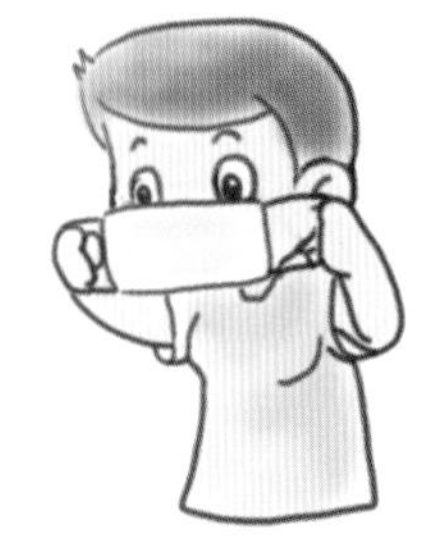

第三步：
要取下口罩，请抓住绑带将其取下。

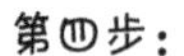

第四步：
将用过的口罩放入塑料袋中，然后放入垃圾桶。

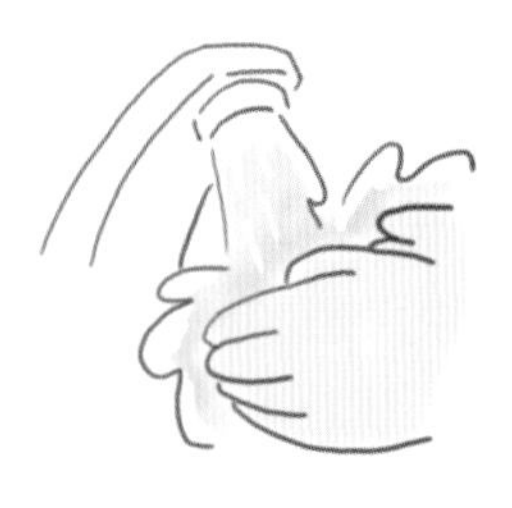

第五步：
处理过后及时用肥皂和清水彻底洗手。

上海交通大学附属第一人民医院：李琴

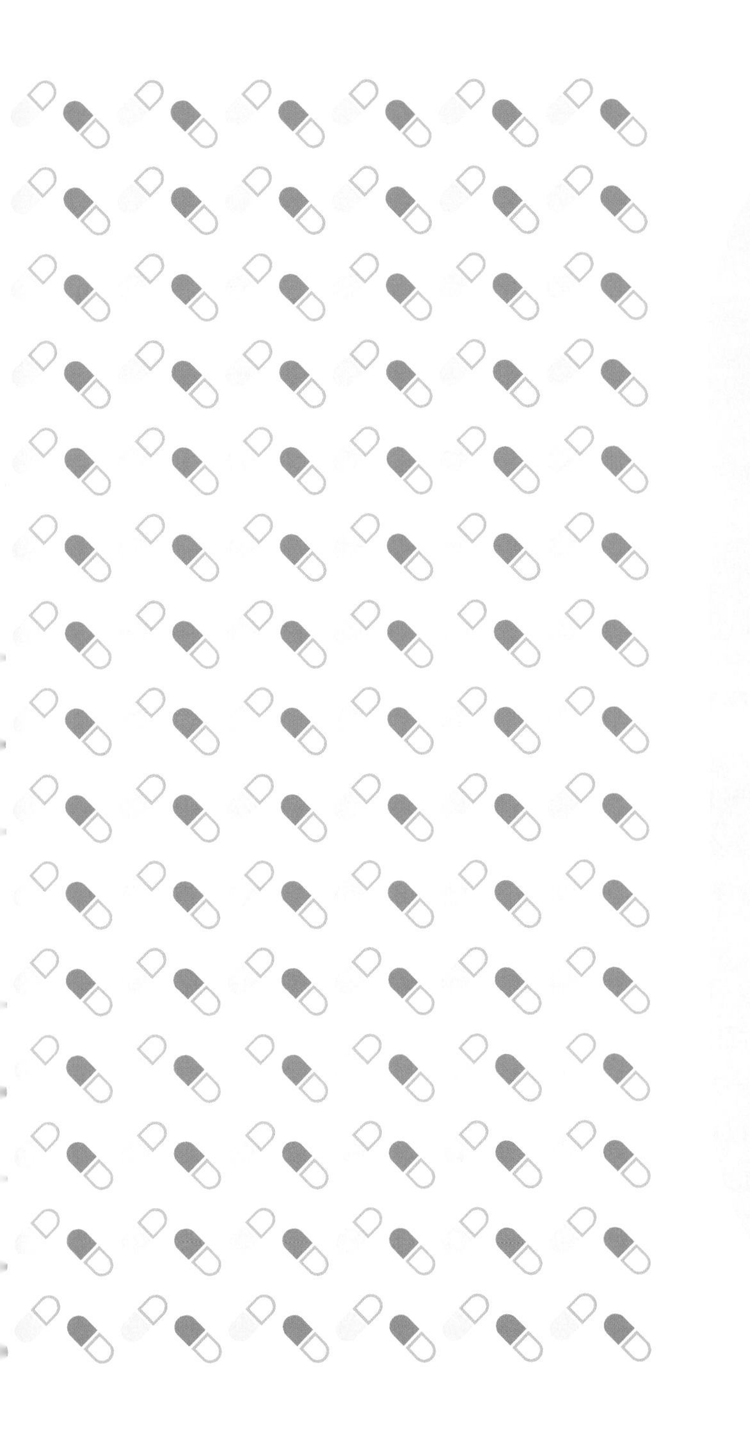

第二篇

跟我学小药箱收纳

2.1

家庭药品存放，您做对了吗？

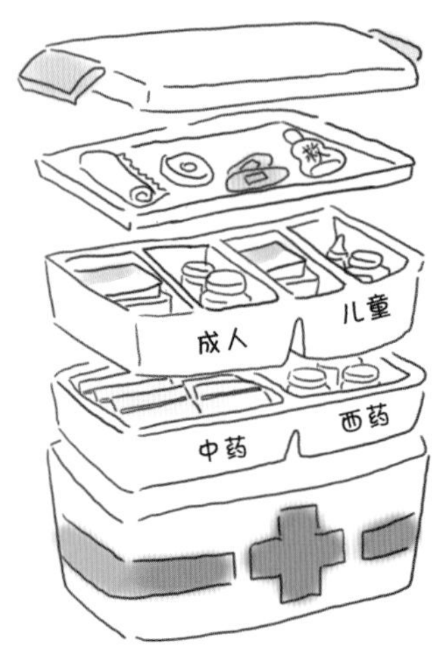

家里的药品正确存放很重要，如果保存不当，药品不仅不能治疗疾病，可能还会对身体产生巨大伤害。哪些药品应该放进冰箱？说明书上标注的“常温保存”是指多少度？药品应该怎么收纳分类才能保证应急使用？为了家人的健康，药品存放的知识一定要掌握。

首先，我们需要一个“专业”的药箱，不可以随便找一个盒子就作为药箱使用，一方面因为它没有正规药箱分类存储的功能分区，另一方面它缺乏正规药箱具备的专有红十字标识，以及密闭、避光等功能，也无法在急救时即拎即走。所以我们可以去正规药店或网络平台购买药箱以方便使用，并通过它帮您养成分类收纳、定期整理的好习惯。

有了“专业”药箱，它摆放的位置也很有讲究。一般情况下，药箱应该放在阴凉、干燥、避光的地方，可以选择远离卫生间、厨房等潮湿的地方，并且注意避免阳光的直接暴晒。但当家中有儿童及老人的时候，我们要注意根据他们的需要来摆放药箱。

1. 有儿童的家庭

儿童小药箱要单独准备，和大人的药物分开

放置。小药箱一定要放在孩子接触不到的地方，且与零食存放区要有明显的区隔，防止误服。

2. 有老人的家庭

药箱应尽量放置在老人居住的房间，以方便夜间发病及时急救用。而且，老年人的药箱不能上锁，以防急救时手忙脚乱，造成抢救不及时。

一、药品存放常见的问题

1. 不看药品说明书上的贮藏条件

我们应按照说明书中的贮藏条件进行药品保存，如写着“冷藏”及“冷冻”的药品就需要放进冰箱。药品说明书上的贮藏条件通常标注的是“常温保存”“冷藏”“阴凉处”，那么究竟是多少度呢？

说明书标识的不同贮藏条件及温度要求

贮藏条件	温度要求
冷冻	-20℃
冷藏	2～8℃
阴凉处	≤ 20℃
凉暗处	避光并≤ 20℃
常温	10～30℃

这里需要特别提醒大家：

冷藏≠冷冻！

有些冷藏药品如胰岛素、生物制剂等，一旦被冷冻，会使药品里面成分的结构发生改变而失去疗效，甚至变成过敏原而导致您身体过敏。因此该类药品需冷藏保存，且不能贴着冰箱壁，以防结冰。并且要注意：胰岛素未使用前应放入冰箱冷藏保存，开封后应放在常温避光保存。

阴凉处≠冷藏！

某些剂型在冷藏时可能出现成分析出和药粉喷出不均匀的现象，比如喷雾剂、糖浆剂等。将说明书上标注“阴凉处”的药品放入冰箱可能会造成药效的改变，因此，按照药品说明书上的贮藏条件保存药品是非常重要的，不可将药品随意放入冰箱。

2. 为了节省空间而扔掉药品的外包装

很多人觉得药品包装太占地方，每次买回药品后都喜欢拆了外包装来存放，还有一些人贪图方便，将每日都吃的药品全部拆成一颗颗的放入便携式塑料药盒里，这些行为都是错误的。便携式药盒作为临时存放药品的工具，密闭性不佳，当遇到潮湿天气时更是容易引起药品的变质。而且丢弃原包装，将不同的药品混在一起，药物相互之间还可能发生反应，影响药效。

◆ **药师建议：**药品最好放在原包装里，如需轻便出行，可将药片连同铝箔包装一起剪下放入小药盒，并做好标记。如外包装丢失，需选用一个可密封的干净容器盛装，并标记药品的名称及有效期。

二、家里的药该怎么分类收纳？

◆ **药师建议：**

1. 急救药品需单独摆放，并标注显眼的标识。

2. 儿童药与成人药、内服药与外用药分开摆放，并做好标签。

3. 中药密闭存放，并与西药分开。

急救药品需在紧急的时刻能够快速找到，如果与其他药品混放，着急时容易找不到药品而错过急救时机。因此急救药品与常规药品建议分开放置，急救药品可以单独放在药箱中一个显眼的位置，以红色字体标示清楚。

儿童用药有其特殊性，药品剂型、服药剂量都与成人有区别，家庭常备的药物有时两者的名字是相同或相近的，错拿药品可能会威胁孩子的生命安全，因此应分开存放。

许多外用药品包装与内服药品相似，有时仅以药盒上红底白字的“外”字作为提醒。当我们为了节省空间而拆掉了外包装时，单纯从视觉上可能很难判断该药品是内服的还是外用的。外用药品一般在皮肤黏膜表面使用较为安全，但是内服可能造成不可估量的后果。例如高锰酸钾外用片可用于急性皮炎、清洗小面积的溃疡等，但是它有很强的腐蚀性和烧伤性，即使是少量的误服，也可能导致胃肠道出血，若是大量服用可危及生命。因此内服和外用药品应分开存放。

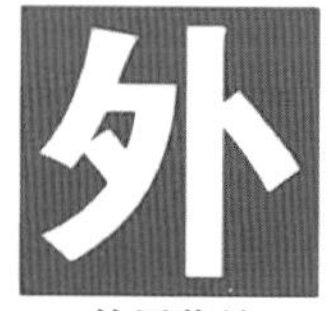

外用药品

许多中西药的保存条件不一致，混在一起保存容易导致药品变质。因此中药和中成药应与西药分开，并放在密闭的塑料袋或容器中，注意防潮、防霉及虫蛀。

三、药品到有效期了怎么办?

◆ **药师建议:**

1. 每3～6个月检查一次家里的小药箱，接近有效期的可用彩笔把日期标示出来，如果发现药品过期、变质，需要及时把过期、变质的药品从药箱中清理出来。

2. 每6个月更新一次硝酸甘油片。

药品均有有效期，当家庭备药多或药品不常使用时，常常会出现想用时药品已变质或过期的情况。而且药品开封后由于贮存条件发生了变化，更容易变质。急救药品硝酸甘油需在阴凉处避光贮存，家庭保存一定要注意，以防因储存不当造成药品失效，而错失抢救时机。因此定期整理家庭小药箱非常重要。

家庭药品的存放有许多重要的细节是日常生活中需要谨记的，正确地存放药品，是保证家庭成员用药安全的第一步，以下总结了药品存放的方法，希望对大家有所帮助:

▲ 最好选择正规药店或网络平台出售的小药箱。

▲ 药箱要放在阴凉、干燥、避光的地方。

▲ 仔细阅读药品说明书，根据说明书中的贮藏条件存储药品。

▲ 完整保存药品的外包装。

▲ 内服与外用药、处方与非处方药、药品与保健品、儿童药与成人药、老年人慢性病药与急救药、中药与西药均应分开存放。

▲ 定期检查清理小药箱。

安徽医科大学第二附属医院：张丽、王媛媛

2.2

季节变换，药品贮存有什么讲究？

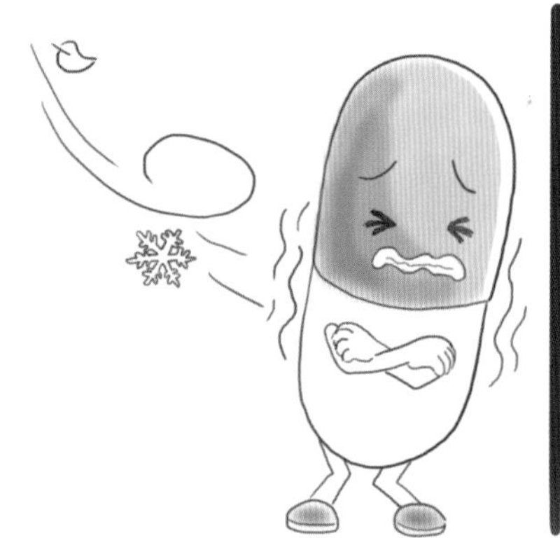

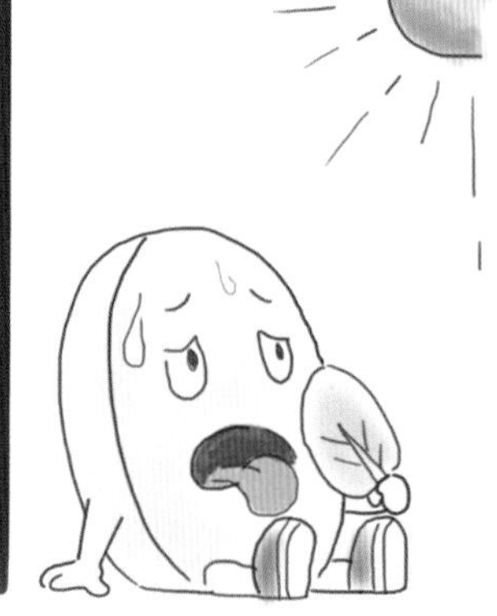

季节的变换使人们的生活环境发生了变化，也同时改变了药品的贮存环境，不同的季节温度、湿度、光照、空气甚至微生物都会发生变化，而这些因素也是造成药品更容易在季节交替时变质的主要原因，那么季节变换时药品的保存有什么诀窍呢？下面我们先看下不同气候特点导致药品变质的原因。

气候特点	药品变质原因
春冬季温度低、空气干燥	易冻结、风化
夏秋季温度高、湿度大、光线强	易霉变虫蛀，温度过高时失效可能加快

根据不同季节的气候特点，我们为您总结了保存药物的“八字真言”：

夏秋季保存药品：**防暑防潮**

春冬季保存药品：**防冻防风**

一、如何防止药品“中暑”？

夏秋季时气温升高，日照光线增强，药品保存不当很容易变质，药品“防暑”的重点是防高温、防日照：

▲ 药品不放在阳光直射或温度高的地方，比如窗台、车内等。

▲“怕热”药品可放至阴凉处（不超过

20℃）或冰箱冷藏保存，具体参照药品说明书。

▲ 缩短代煎中药的存放时间。

▲ 体温也会让药品"中暑"，不要贴身携带药品。

阳光中的紫外线会加速药品发生化学反应，加速药品失效，一些药品在阳光照射下还会产生有毒物质，比如左氧氟沙星，光照可以让它分解，产生对人体有害的物质，引起皮肤过敏。夏季汽车内的温度能超过 40℃，科学研究提示，温度每升高 10℃，药品失效的速度就会加快 2～4 倍。因此为了保证药品在有效期内不失效，药品不可以放在窗台和车内。"怕热"药品在夏天保存更要格外注意，需要放在阴凉处或冰箱冷藏保存的要按照说明书上的要求帮助它们远离"中暑"的困扰。

很多医院会为患者提供代煎中药的服务，这种已经煮好的药品如果不妥善保管，夏季很容易变质。在室温（10～30℃）条件下，代煎中药保存时间通常不宜超过 7 天。盛夏季节因为温度高，保存时间会更短，一般不宜超过 3 天，此时可选择放入冰箱冷藏保存，但是也不宜保存超过 14 天。

二、梅雨季节来临时如何"防潮"？

梅雨季节因为湿度高，气温适宜，十分适合细菌和虫子生长，药品更容易受到这些"不速之客"的攻击，为了保证药品的安全，梅雨季节保存药品的重点是防潮、干燥：

▲ 药品不要放在潮湿的地方，比如厨房、卫生间。

▲ 做好药箱的防潮措施，比如放置竹炭包（竹炭包要注意定期晾晒）。

▲ 药品密封干燥存放。

▲ 贵重中药材定期晾晒，且不宜长期保存。

瓶装的药品开瓶使用后，应及时将瓶盖拧紧。口服液开瓶后需要在 1 天内喝完。拆封的药品可以放回药品包装盒中，但要扔掉原先药品包装盒内的棉花或干燥剂。拆封后散装的颗粒剂一次性无法喝完的，必须放入密闭的器皿或用封口夹夹紧包装。

中药材的保存对湿度的控制要求更高，梅

雨季节时更应该保护药材不受虫子或霉菌的“侵害”。建议可以准备一个洗干净的干燥玻璃瓶，把药材放在里面后盖紧瓶盖，用蜡转圈滴在瓶口处封严。很多中药具有特殊气味，与别的药品放在一起容易“串味”，因此这类药材需要用干净的塑料袋密封起来再放到冰箱中冷藏。

贵重药材如人参、海马、燕窝等，梅雨季节过后我们还需要拿出来盖上白纸晾晒，之后再次用干净的塑料袋密封，放入冰箱冷藏或装于木盒、瓷瓶中储存。但是这样反复的晾晒也会对药材产生一定的伤害，因此建议您适量购买。

三、如何帮助药品“防冻防风”？

冬季气候寒冷干燥，容易导致药品的表面破裂和结冰，为了保证药品能够安全“过冬”，药品“防冻”的重点是不能过冷，也不要过热：

▲ 药品不能放在户外，避免风吹，尤其“怕冷”的药品要注意保持室温存放。

▲ 药品不能放在取暖设施旁，以防局部高温导致药品变质。

▲ 药品要注意密闭存放。

四、什么样的药品更容易“感知”季节变换？

药品与人一样，当气候变化时也会“怕热”“怕冷”“怕潮”“怕虫”，下面为您总结出一些常用药品“害怕”的气候：

属性	代表药品或剂型
“怕热”	胰岛素、益生菌类、代煎中药、外用滴剂、栓剂； 含糖量和蛋白质高的中药材：党参、海马、燕窝、百合等； 含挥发油的中药材：人参、西洋参、当归等； 有特殊气味的中药材：阿胶、八角茴香、桂枝等； 含有黏液质及糖类物质的中药材：太子参、枸杞子等； 易升华类中药材：冰片、薄荷脑等
“怕光”	维生素 C、鱼肝油、硝苯地平、左氧氟沙星等
“怕冷”	糖浆剂、外用软膏剂、喷雾剂； 易风化的中药材：芒硝、明矾等
“怕潮”	维生素 C、维生素 B 片，复方甘草片，一些散剂、颗粒剂； 含有糖类、黏液质、淀粉、蛋白质及油类的中药材：龙眼肉、当归、杏仁、甘草、党参、黄芪等
“怕虫”	富含淀粉、蛋白质、糖分、脂肪油的中药材：山药、党参、枸杞、大枣等

五、季节变化时常见的药品保存问题

1. 夏天温度高，药品全部放在冰箱里可能会更好。

这种做法是不对的。只有药品说明书中强

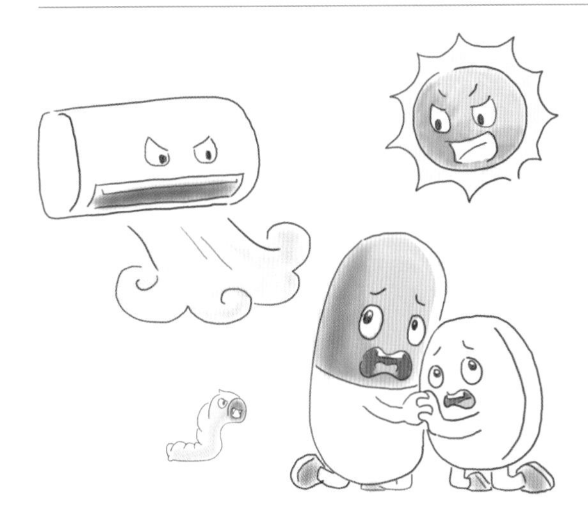

调需要冷藏的药品才可以放到冰箱里，一般的药品不建议放入冰箱保存。将药品放入冰箱可能会造成药物疗效的改变，如糖浆剂低温时可析出糖和药品，造成药品变质。

2. 急救药品很重要，贴身携带才能救命！

这种做法也是不正确的。我们常见的急救药品硝酸甘油是一种挥发性药品，体温可能也会引起药品有效成分的减少。另一种急救药品速效救心丸中有冰片成分，“捂”热也会加速变质。因此急救药品应放入包中随身携带，但不要“贴身”携带。

3. 药品被阳光照射后就不能使用了。

这个说法过于绝对。如果药品包装完好，用手触摸药品的包装不烫手，且药品的外观及气味也没有发生变化时，药品可考虑继续使用。但“怕热”“怕光”属性的药品或包装不完整的药品，经阳光直射后不建议使用。

4. 口服溶液不能直接对嘴喝。

这个做法是正确的。糖浆剂因为含糖量较高，梅雨季节更容易滋生霉菌。因此在服用糖浆剂时绝对不能直接用嘴接触瓶口，要用药品配备的小量杯服药，服用后将量杯洗净晾干再放入药品包装中，可放在阴凉的地方，但是绝对不能放入冰箱。

5. 受潮的中药材晾晒后也不能使用。

这个说法也过于绝对。受潮而未变质，且对温度不敏感的中药材晒干后还是可以继续使用

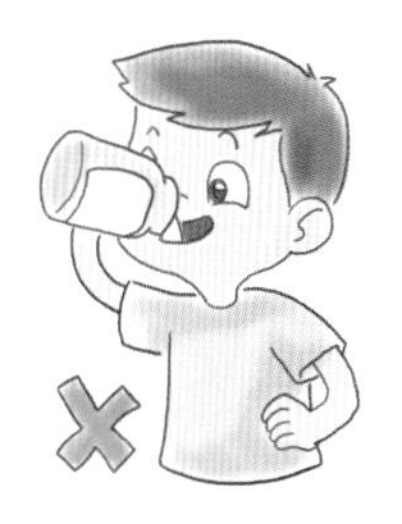

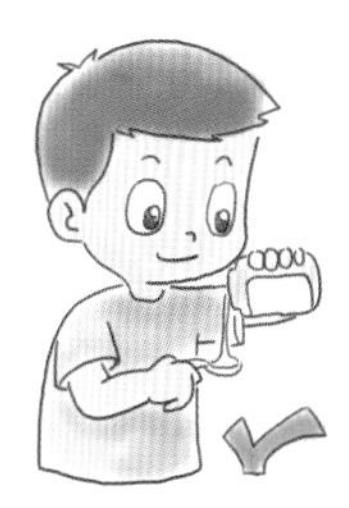

的。但是晾晒的过程也导致了药材保存条件的再次改变，因此晾晒后需要再次检查中药材是否变质才能继续使用。因为这种情况比较复杂，建议咨询药师是否可以继续使用。

6. 药品吃起来太凉，加热一下再服用。

这种做法不适合所有药品。虽然在冬天天气寒冷，服用寒凉的药品容易引起胃肠不适，但是加热会改变药品的储藏条件，药品的温度在短时间内快速变化，有可能导致药品有效物质发生改变。因此，只有说明书中没有明确提出贮藏温度条件的药品才可考虑加温后服用。而且药品不能直接加热，应该用温水缓慢加温后服用。

春夏秋冬气候不同，药品保存条件的要求也各不相同，大家要对季节变换时药品贮存的方法做到心中有数，让您家里的药品在季节交替时“不生病”。

海南医学院第一附属医院：张纯萍、符馨尹

2.3

怎样识别变质药品？

家庭小药箱中，有些药品会因存放时间过久或保管不当而发生质量变化，变质的药品不但不具备药品的正常疗效，而且继续使用可能会对人体造成严重的危害。对药品质量内在的、全面的检查需要在药检部门进行，但是我们可以通过药品的外观来初步检查它是否已经变质。什么样的药品容易变质？药品的有效期应该怎么看？为了家人的健康，我们要学会这些知识，保存好容易变质的药物，并且给家里的药品做个“大扫除”。

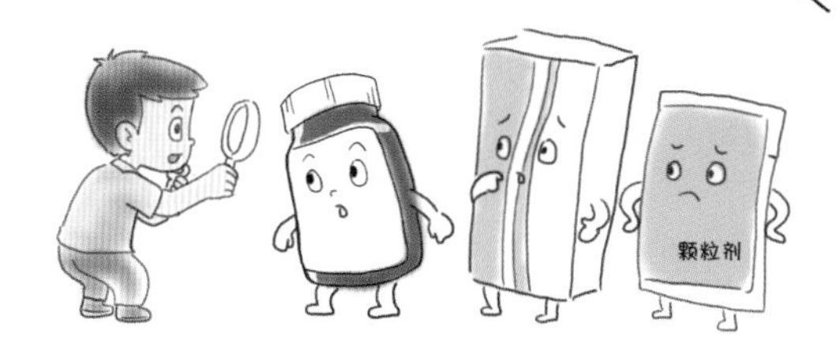

一、怎样通过外观来识别药品是否已经变质？

不同类型的药品变质后外观表现和气味都不一样，当出现以下变化时您可判断药品已变质，不能再继续使用：

剂型	变质表现
片剂	变色，药片表面粗糙、松散、潮湿、有裂痕，表面出现色斑、霉点，药片粘连、破碎，出现特殊臭味等
胶囊	变色、变软、变形、黏结，出现漏粉、发霉，有异味
颗粒剂（冲剂）	出现发黏、结块、溶化、有异臭或手捏成团
糖浆和口服液	液体中有大量沉淀，或出现块状及其他异物、霉团、变色，瓶口、标签出现霉点及破损，散发酸败味
眼膏及其他药膏	出现异臭、酸败味、干结、液化变形、变色、水油分离、硬粒物
滴眼液、滴鼻液、滴耳剂	出现结晶、絮状物、浑浊、变色等现象
中成药丸、片剂	出现霉变、生虫、开裂、表面无光泽、变软、粘连、表面干燥或发黏等
中药材	发霉、虫蛀、泛油、串味等

这里需要特别提醒：

通过手直接触摸药品的方式判断药片是不是潮湿或粘手，这个做法是不正确的。因为手即使经过清洗，也仍存在一定的细菌，徒手触摸药品更容易引起药品的变质。因此当检测药品是否变质时要尽可能通过眼睛看和鼻子闻的方式判断，如这些方式没法判断的，可使用经消毒干燥的小勺子或隔着药品包装接触药品。

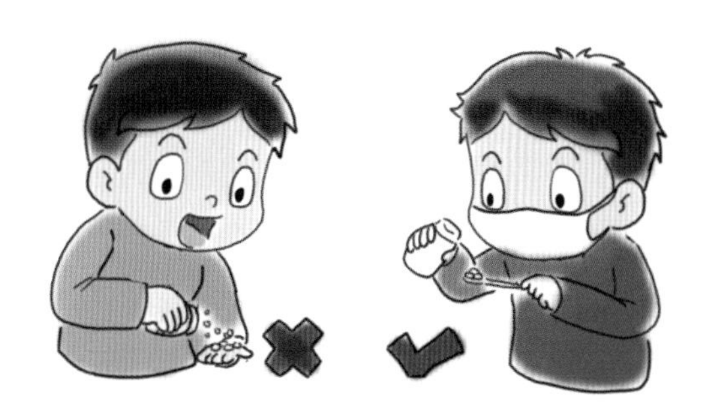

二、什么样的药品容易变质？

一般药品在说明书规定的贮藏条件下保存是不易发生变质的，但是有些药品因为保存方法特殊，家庭保存药品的条件有限，会出现药品没有超过有效期却发生变质的现象，而且这些药品在开封后，贮存条件的改变会加快它的变质。因此存放这些药品时，需要格外注意它是否变质：

药品	易变质原因
维生素B、E、C、D，叶酸，鱼肝油，尼莫地平等	易被空气及光线氧化分解
硝酸甘油、阿司匹林、小檗碱、对乙酰氨基酚、胃蛋白酶等	遇水易水解吸湿
碘酒、酒精等	容易挥发、升华
硝酸甘油、速效救心丸、双歧杆菌二联活菌、胰岛素等	遇热容易分解

三、过期的药品为什么就不能吃了？

药品还没打开包装，而且看着也没啥变化，只是过了有效期为什么就不能吃了呢？药品有效期是指药品在规定的贮存条件下能够保持质量的期限。我国《药品管理法》规定，未标明或更改有效期的药品以及超过有效期的药品都按劣药论处。药品过期后不仅仅是药效降低，甚至还可能出现毒性物质的增加，服用后威胁您的健康，因此一定不能使用。

四、现在药品包装上有好几种表示有效期的方式，到底该怎么看？

国产的药品有效期标识方式主要有三种，但是这些表示形式所明确的药品失效日期是不一样的，为了方便大家理解，我们列举了一些例子：

有效期标识方式	药品失效时间
有效期至2018年7月	有效期到2018年7月31日为止，8月1日失效
有效期至2018年7月31日	2018年8月1日失效
生产批号20180701，有效期2年	有效期到2020年6月30日，7月1日失效

另外，现在市面上进口药品越来越多，上面满目的英文单词更是增加了大家看有效期的难度，为了能够帮助大家在众多的单词中找到有效期，我们为您列举了几个关于有效期和失效期的单词：

（1）失效期：Expiry date (EXP.DATE)、

Expiration date、Expire、Use before。

（2）有效期: Storage life(贮存期限)、Stability(稳定期)、Validity(duration)。

与国内药品不同，欧美国家药品有效期多以月/日/年的顺序排列，如07/31/19或07/31/2019。同时月份也常用英文缩写字母表示，1月至12月依次是Jan.、Feb.、Mar.、Apr.、May.、Jun.、Jul.、Aug.、Sep.、Oct.、Nov.、Dec.。

举些例子:

有效期标识方式	药品失效时间
Exp.Date: Aug. 2018 或 08/18	2018年8月1日失效
Exp.Date: Jul.31st 2018 或 07/31/2018 或 07/31/18	2018年7月31日失效
Storage life: July.31st 2018 或 07/31/2018 或 07/31/18	2018年8月1日失效
Storage life: July 2018 或 08/18	有效期到2018年7月31日为止，8月1日失效

看完这篇文章，相信您已经学会在家简单快速的识别变质药品了。

总结一下，**第一步：**先检查药品有效期，如药品效期已过，无论药品外观及气味有没有改变，都是变质药品。**第二步：**在效期内的药品还需检查药品的外观及气味，借助这些变化帮助我们识别变质药品。现在就行动起来，为家中的药品做个“大清洁”吧!

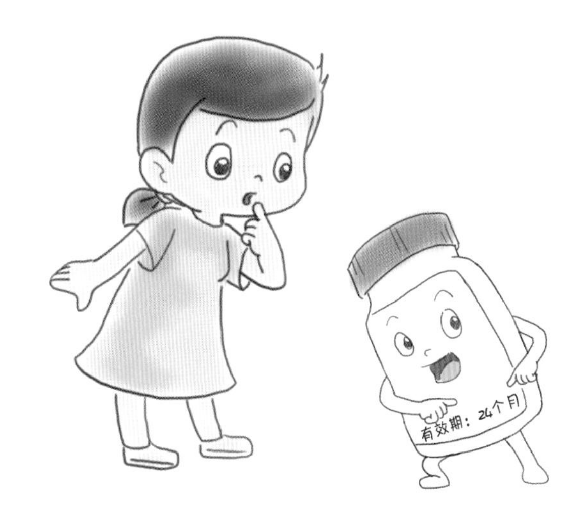

海南医学院第一附属医院：张纯萍、符馨尹

2.4

急救药品怎样存放才能救命?

家庭药箱中常常需要配备急救药品来紧急处理家庭中出现的突发疾病，尤其是致命性的疾病，目的是在等待 120 救护期间能缓解患者症状，为送医治疗争取黄金时间，最大限度地降低死亡风险。但是家中急救药品使用的频率不高，经常使用一次后便长时间搁在药箱中了，等到再一次遇到危险情况时才开启。因为间隔的时间不可预期，这些急救药品放多久之后还能救命呢?这关乎到家人的健康，一定要记清楚。

一、“娇弱”的硝酸甘油

市面上的硝酸甘油片标准含量为 0.3%，它可通过扩张全身血管来降低血压，作用迅速而短暂，可防止血压短期内急剧升高而造成的一系列重要器官损伤，是家庭常备的急救药品之一。当家人出现胸闷胸痛的症状时，应立即舌下含服来扩张冠状动脉，快速缓解心绞痛和心肌梗死等急性疾病的症状。

然而，**硝酸甘油的性质极其不稳定，遇空气、光线或高温就会缓慢分解失效。**硝酸甘油在未开封时有效期是 1 年，但如果经常开启瓶盖，有效期可能会缩短至 3～6 个月。甚至有研究显示，在温度高、湿度大的夏季，硝酸甘油片打开瓶盖后放在 25℃的空气中，有效期仅有 4～7 天。作为急救药，硝酸甘油片说明书中的保存要求极其严格：避光、封闭、阴凉处（不超过 20℃）保存。在急救后开了瓶盖，保存条件改变，因不能完全隔绝药品与空气接触，将加速硝酸甘油的挥发，降低药效，影响抢救效果。那么怎么判断家里的硝酸甘油是否失效了呢?

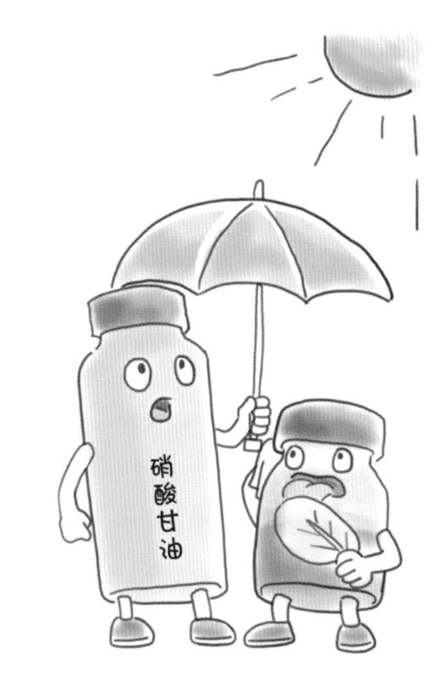

硝酸甘油片正常情况下是白色、光滑、干燥、质地较硬的圆形片剂，因为其容易失效应每3～6个月检查一次药品，当发现药品出现泛黄、潮湿松散、表面碎裂等现象时，或者舌下含服时没有灼热、麻痛感，没有面部潮红、头胀等感觉时，就提示硝酸甘油已经失效了。

为了保证家中急救箱的硝酸甘油可以“救命”，建议您按照下列方式进行保存：

▲ 不用时不要打开瓶盖，密封能减少挥发。

▲ 尽量选购小包装的硝酸甘油剂型，缩短用完时间，避免药品浪费。

▲ 如果只有100片的大瓶包装，可以先取少量药片单独放在密闭的棕色玻璃小瓶内，先服用小瓶内的药品，减少大瓶药品的开启次数。

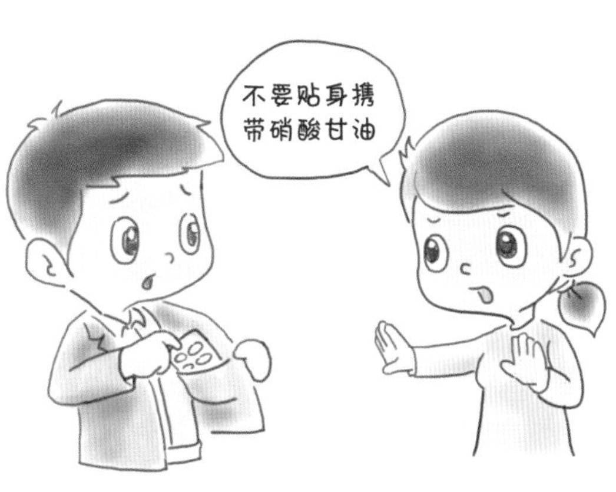

▲ 不要贴身携带，体温和汗液也会加快硝酸甘油的挥发。

▲ 外出旅游时间较长时，带回家剩余的药品要丢弃。

▲ 每3～6个月检查一次药品，建议6个月更换一次家中的硝酸甘油。

二、“怕水”的阿司匹林

阿司匹林是治疗冠心病的常用药，也是急救药品，在出现急性心肌梗死时，立即嚼服300mg 阿司匹林可以减少血管的狭窄程度，大大降低死亡风险。但是阿司匹林容易水解，有研究显示，在室温 40 ℃，湿度 75% 的条件下，阿司匹林中的游离水杨酸含量可明显增加，说明药品拆开后阿司匹林容易分解成游离水杨酸而失效，甚至可能因为水杨酸的增多使人体产生过敏反应。阿司匹林药品说明书中的贮藏条件与硝酸甘油是一样的，但是与硝酸甘油不同的是，阿司匹林肠溶片有铝塑的独立包装，因此药品保存相对容易。但是我们也要每 3～6 个月检查一次药品，当药片出现变质表现时，就不要再使用了。

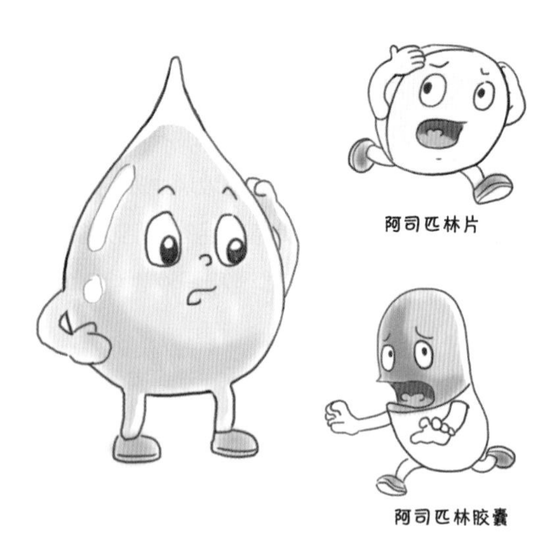

三、“怕漏气”的沙丁胺醇气雾剂

沙丁胺醇气雾剂可通过缓解支气管痉挛快速改善气促憋喘症状，防止患者窒息或者因长时间缺氧造成的脑供血不足。气雾剂由药品和高压气体两部分组成，平时是一个密封良好、单向开放的出药系统，当高压气体从瓶中喷出时，将所需药品带到作用部位发挥作用。虽然气雾剂是个密封体系，但是随着时间的推移，里面的高压气体还是会从出药口慢慢漏出。因此当您每 3～6 个月定期检查药品时，发现沙丁胺醇气雾剂按下阀门时没有明显气体喷射、没有明显按压感，而且吸入后症状没有丝毫缓解时，就要高度怀疑这个药品可能没法“救命”了。

根据说明书，沙丁胺醇气雾剂要求在 30℃以下保存，并且要避免受冻和阳光直射，不论装有药品还是空瓶，都不能弄破、穿刺和火烤。因此在家中保存时应让药品远离“冰与火”，放在室内保存，用完后盖紧盖子。

急救药品到底能放多久，取决于保存方式是否正确。大家一定要记清每种药品正确的保存方法，以保证能够让家里的急救药品时刻可以“救命”。

上海交通大学附属第一人民医院：李琴
重庆大学附属肿瘤医院：唐宗伟

2.5 外用药开封后“保质期”就变了吗？

我们都知道过期药品不能用，但有时医生和药师会说：眼药水打开不用，过段时间就过期了；药膏打开后用不完，过段时间就不能用了。但是这些药品其实仍在保质期内，为什么会有这样的说法呢？

一、外用药开封后“保质期”会变吗？

有些外用药品如眼用制剂，它们开封前根据制剂生产的规定是有细菌数量限制要求的。

开封后由于保存环境的改变，药品内细菌数量逐渐增多，当细菌数量超过限定时，药品就变质了，使用后对人体有害，因此可以说开封后药品的“保质期”缩短了。同样的，像软膏剂这类的外用药品，开封后当出现霉变、酸败、溶化、出水、变硬等现象时，就证明药品已经变质，即使仍在药品有效期内这个药也不能再使用了。因此，外用药品“开封”可加速药品的变质，所以说外用药品开封后的“保质期”是会发生改变的。

为了方便理解，这里需要引入“使用期”的概念。药品的有效期是药品外包装或说明书上标示的日期，指的是药品未使用时的有效期限。而**药品的使用期是药品开封启用后保存的时间**。因此，**外用药品开封后的有效期≠使用期**。

怎么就没药效了？
还没有过期，
细菌会变多吗？
开封后的眼药水

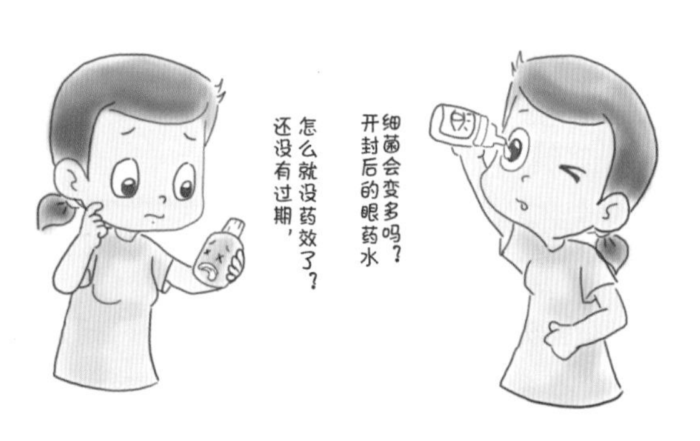

二、不同外用药品开封后的使用期会发生怎样的变化？

有些药品的说明书中会特别提及开封后的使用期为多长时间，比如冰珍清目滴眼液，说明书上规定开封后 15 天就会失效，因此开封后该药品的使用期只有 15 天。

如果说明书中未提及，外用药品的使用期一般为多长时间呢？原则上如果说明书中没有注明开封后的使用期，开封后的眼用制剂、耳用制剂、鼻用制剂一般不超过 4 周。而像软膏剂这类的外用药品，一般在室温下密闭可以至少保存 2 个月，如果仔细保存，有些甚至可以保存至有效期。

药品	有效期（开封前）	使用期（开封后）
冰珍清目滴眼液	24 个月	15 天
玻璃酸钠滴眼液	36 个月	4 周
更昔洛韦眼用凝胶	24 个月	4 周
妥布霉素地塞米松眼膏	24 周	4 周
卡泊三醇倍他米松软膏	24 个月	12 个月

三、如何保存开封后的外用药品？

因为外用药品开封后储存条件发生变化，即使在规定的使用期内，药品也很容易变质，我们能做的是正确地保存药品，让它们开封后的使用期更接近有效期。按照药品说明书的贮藏条件保存药品可以使开封后的外用药品减慢变质的速度，为了方便大家记忆，下面总结了《中国药典》中对外用药品的贮藏条件要求。

剂型	贮藏要求
眼用制剂	除另有规定外，应遮光密封贮存
鼻用制剂、耳用制剂、洗剂	除另有规定外，应密闭贮存
栓剂	除另有规定外，应在 30℃以下密闭贮存，防止因受热、受潮而变形、发霉、变质
凝胶剂	除另有规定外，凝胶剂应避光、密闭贮存，并应防冻
涂剂	除另有规定外，应避光、密闭贮存；对热敏感的品种，应在 2～8℃保存和运输
涂膜剂	除另有规定外，应避光、密闭贮存
冲洗剂	除另有规定外，冲洗剂应严封贮存

1.“密封”和“密闭”，是有区别的。

- 密封是指将容器密封，以防止风化、吸潮、挥发或异物进入。

- 密闭是指将容器密闭，以防止尘土及异物进入。

密封可以防止外界气体或者液体接触药品，而密闭可以防止外界固体接触药品，因此密封比密闭要求更严格。

像眼用制剂这类药品因为对细菌含量的要求严格，而家庭环境下的保存条件有限，没办法完全做到密封，因此眼用制剂开封后使用期会缩短至 4 周。

2.“除另有规定外”指的是什么？

“除另有规定外”就是说即使同是眼用制剂，不同药品的贮藏方式也不完全一样，比如眼科制剂可分为溶液剂、凝胶剂和软膏剂，它们开封后的保存方式可能不同：

	药品	贮藏条件
眼用制剂	冰珍清目滴眼液	遮光、密封、置凉暗处
	玻璃酸钠滴眼液	25℃以下，密闭
	更昔洛韦眼用凝胶	10℃以下，密闭
	妥布霉素地塞米松眼膏	8～27℃

因此，针对不同的药品我们需要仔细阅读说明书，正确保存开封后的外用药品，尽量延长它的使用期。

四、在家如何快速识别开封后的外用药是否到了使用期？

当家中的外用药品出现下面的表现时，就

表示它们已经到了使用期，建议您不要再使用。

外用药品	变质现象
外用固体药品（软膏、乳膏、栓剂等）	外观软化、分层，出现硬结、渗油、变质、霉败及有臭气
外用液体药品（滴剂、搽剂、混悬剂）	液体浑浊、结块、有异味、有霉斑漂浮、变色

外用药品开封后使用期会发生改变，正确的贮藏方式可以延长药品的使用期，让开封后的药品不那么容易变质。但是一些眼用、鼻用的外用制剂，开封 4 周后不管变不变质，都不应该再继续使用。因此外用药品开封后一定要记好开封日期，以免错过使用期。

上海交通大学附属第一人民医院：李琴

南阳市第一人民医院：赵若冰

2.6 口服药开封后如何保存？

上一篇文章讲到了外用药开封后“保质期”会发生变化，那么口服药开封后该如何保存呢？怎样识别口服药是否已经发生了变质？自己是否可以计算开封后的使用期限？

一、保存开封后的口服药有哪些要求？

保存开封后的口服药，虽然每种剂型之间不太一样，但是有一些原则是统一的，大家一定要注意。

▲ 口服药品开封后要避光、干燥、阴凉处（不超过 20℃）、密封保存。

▲ 小包装外的药盒不要丢弃，因为药盒上标注了有效期。

▲ 口服药开封后要记录开封时间。

▲ 认真阅读药品说明书的贮藏条件，根据贮藏条件保存药品。

常见的药物剂型和相应的贮藏要求总结如下：

剂型	贮藏要求	举例药品
散剂	除另有规定外，应密闭贮存，含挥发性原料药物或易吸潮原料药物的散剂应密封贮存；生物制品应采用防潮材料包装	阿奇霉素分散片
颗粒剂	除另有规定外，颗粒剂应密封，置干燥处贮存，防止受潮	板蓝根颗粒
胶囊剂	除另有规定外，胶囊剂应密封贮存，其存放环境温度不高于 30℃，湿度应适宜，防止受潮、发霉、变质	维生素胶囊
丸剂	除另有规定外，丸剂应密封贮存，防止受潮、发霉、虫蛀、变质	鱼肝油胶丸
溶液剂、混悬剂、乳剂	除另有规定外，应避光、密封贮存	布洛芬混悬液
糖浆剂	除另有规定外，糖浆剂应密封，避光置干燥处贮存	急支糖浆

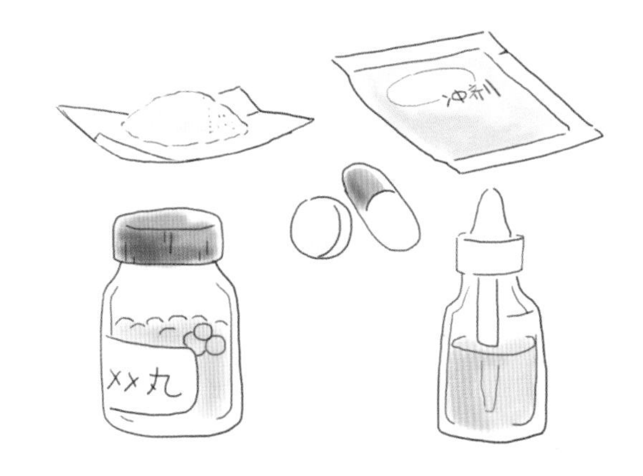

二、什么因素可能影响开封后药品的有效期？

● **温度：**温度过高或过低都会影响药品的有效期，温度的升高不仅可以加快药品的挥发或者风化过程，而且也能促进氧化、分解等化学反应，加速药品的变质。而温度的降低会引起液体药品的沉淀、凝固，造成变质。

● **光照：**光照影响药品有效期的关键是促进各种与药品变质有关的化学反应，包括氧化、还原、分解等。其中紫外线起着关键性作用，有些药品经紫外线照射后可出现变色或肉眼看不到的成分破坏，造成变质。

● **湿度：**湿度过大可能会引起药品潮解、稀释、变形、分解发霉等，而湿度过小又会引起一些含有水分的药品风化成粉末，造成变质。

● **空气：**空气中主要引起药品变质的物质是氧气和二氧化碳，一些药品与氧气或二氧化碳结合后可产生有毒物质，造成变质。

● **微生物或昆虫：**微生物接触药品后与药品成分发生相互作用可造成药品的霉变，而昆虫啃食药品也会引起药品成分的改变，造成变质。

三、如何简单识别口服药开封后是否发生变质?

识别口服药开封后是否发生变质主要靠观察药品的外观，不同剂型的药品，变质后外观会出现相应变化。

口服药剂型	外观	药品举例
片剂	潮湿、发霉、破碎、粘连、变色	维生素 C 片变黄
胶囊	发霉、粘连、软化、破裂	维生素 D 软胶囊破裂
糖浆剂、混悬剂、溶液剂	沉淀、霉变、变色、结块	急支糖浆结块

四、如何计算口服药品开封后的使用期?

2017 年美国食品药品监督管理局（FDA）修订了《单位剂量重新包装药品有效期：合规政策指南》草案，草案里面提到可以通过计算的方式估算口服药品开封后的使用期。计算方式如下：

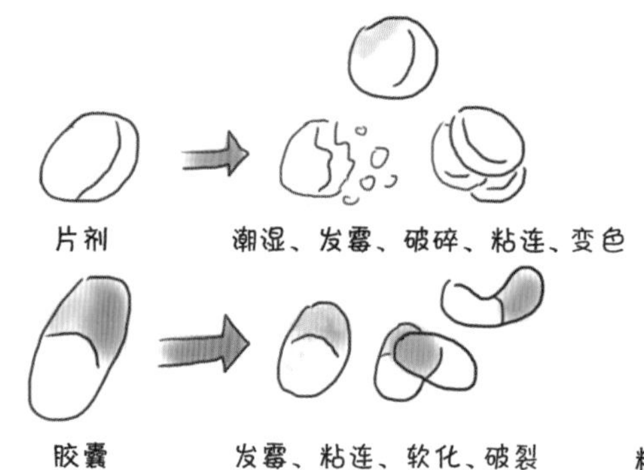

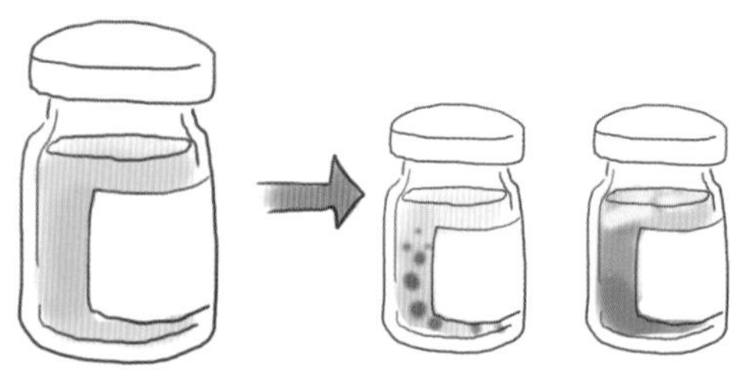

1. 从重新包装之日起不超过 6 个月。

2.（药品有效期 − 重新包装日期）× 25%

以上两者中以期限较短者为准。

举个例子：某种片剂药品包装盒上的有效期为 2021 年 1 月 14 日，拆开后重新密封保存的时间为 2020 年 1 月 14 日，那么开封后重新保存的有效期为一年的 25%，即 3 个月，比 6 个月短，所以应该选 3 个月为新的有效期。

为了方便记忆，一些常见口服药品的开封后有效期大致变化总结如下：

剂型	有效期变化
片剂	不应超过 6 个月或药品剩余有效期的 25%，以较早者为准
颗粒剂	不应超过 6 个月或药品剩余有效期的 25%，以较早者为准
胶囊、滴丸	3～6 个月
溶液剂	2 个月
混悬剂	2 个月
糖浆剂	夏季 1 个月，冬季 3 个月

但也不是所有的内服药品开封后有效期都会变短，铝塑包装的药品以及独立密封的药品开封后也可按照有效期来服用，不会影响疗效。

▲ 如片剂、颗粒剂、胶囊剂以及滴丸开封后里面仍然有铝塑膜包装。

▲ 如溶液剂、混悬剂分别独立分装在密闭的容器中，并按照药品说明书中的贮藏条件来存放。

口服药品开封后有效期有可能发生改变，按照适宜的方式保存，能减慢药品变质的时间。但是内服药品开封后的有效期需要根据计算来进行调整，这样才能保证家人服用到安全的药品。

上海交通大学附属第一人民医院：李琴

南阳市第一人民医院：赵若冰

2.7

中药储存有保质期吗?

西药和中成药的保质期在外包装上有明确的标注，一目了然。但是中药则不然，由于没有标明保质期，许多人不知道中药可以存放多长时间，也不清楚怎么样就算过“保质期”了。因为某些中药，比如陈皮，在保存了几十年以后依然可以服用，甚至疗效更好。这就给不少人造成了困惑，中药到底有没有保质期？其实每味中药是拥有“自己”的保质期的，而这个保质期的长短取决于中药是否发生了变质，所以首先我们要学会识别中药有没有发生变质。

一、如何判断中药材有无变质?

一是看一看中药材的外观。如果包装袋上没有标注生产日期，我们可以通过肉眼观察中药材的色泽、油质、脆裂及粘连程度，看中药材是否生虫、发霉、长毛、腐烂。而且特别要注意一些含有大量脂肪油、黏液质、糖类成分的中药材是否发生油败或酸败，如当归、独活等“走油”时表面会呈现油样物质，麦冬、天冬“走油”时会粘连成块。

二是闻一闻中药材的味道。如果中药材与原先味道不一样或者中药材出现了难闻的味道，就说明其变质了。

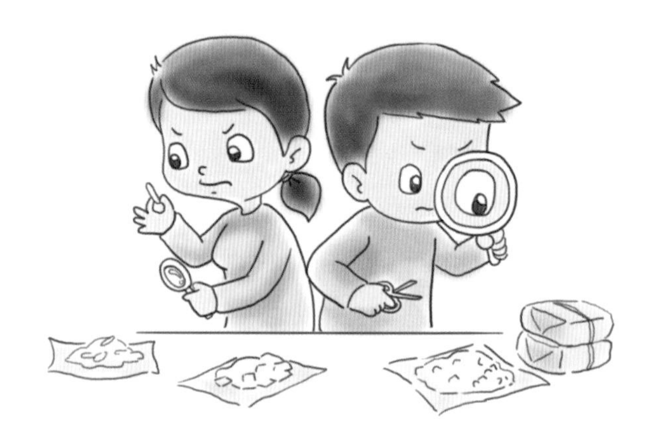

二、中药材变质会出现哪些现象？怎样预防变质？

1. 霉变

又称发霉，是指中药受潮后，在适宜的温度条件下，在其表面或内部长出霉菌的现象。我国长江以南地区，夏季有“梅雨季节”“三伏天”等天气，潮湿炎热，中药最易发霉。

● **辨别：** 表面出现白色、黄色、绿色、黑色等毛状、线状、网状菌丝或斑点。

● **危害：** 霉菌可分泌有害物质，溶蚀药材组织，引起霉烂变质，使中药材失去药效。霉菌毒素（如黄曲霉毒素等）甚至可以引起肝、肾、神经系统、造血系统等方面的损害。

● **预防：** 应贮藏在阴凉（不超过20℃）、通风、干燥处，贮藏过程中可以通过日晒（避免暴晒）、低温烘干或者用干燥剂来保持中药材干燥。

2. 虫蛀

是指中药材被害虫蛀蚀的现象。中药

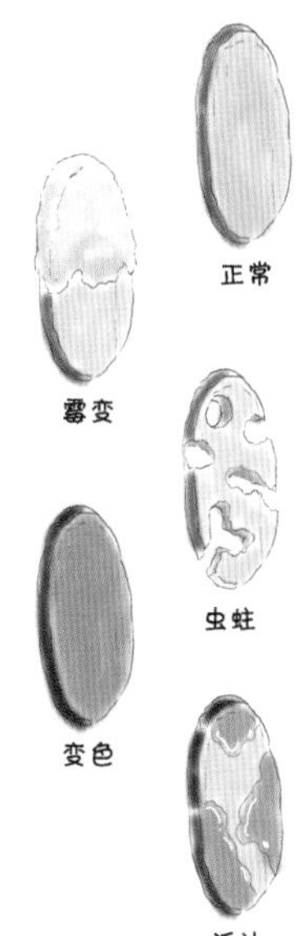

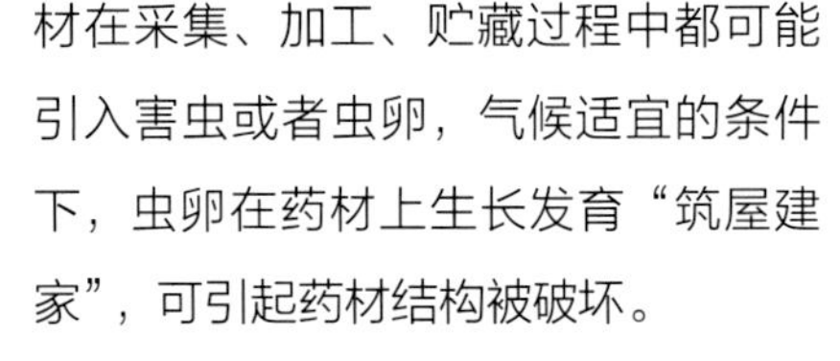
材在采集、加工、贮藏过程中都可能引入害虫或者虫卵，气候适宜的条件下，虫卵在药材上生长发育“筑屋建家”，可引起药材结构被破坏。

● **辨别：** 在中药材空隙或碎屑中发现“纤丝”，表面有幼虫蛀成的小洞，严重时中药材可被蛀成粉末状，动物药内部被蛀空。

● **危害：** 虫蛀会导致中药的有效成分降低甚至失去疗效，害虫的残体、排泄物和分泌物还会造成药材污染，给人体带来危害。

● **预防：** 重点杜绝害虫的来源并控制其繁殖，贮藏前检查中药是否干燥、有无虫蛀。可装进密封容器中，贮藏在阴凉、通风、干燥处，注意定期检查。

3. 变色

是指中药材在贮藏过程中由于保管不当而引起自身原有色泽改变的现象。

● **辨别：** 中药材自身颜色由浅变深、由深变浅或由鲜艳变暗淡等。

● **危害：**色泽的变化表明中药材的内在有效成分可能已减少或发生了改变，中药材很有可能药效降低甚至已经失去药效。

● **预防：**贮存在密闭的容器中，放置在阴凉干燥处，贮存时间不宜过长，晾晒时用白纸挡住阳光。

4. 泛油

又称走油或浸油，是指含有挥发油、油脂、糖类等成分较多的中药，受到高温、潮湿等因素影响，其表面出现黏稠的油状物质并发出油败气味的现象。

● **辨别：**中药材质地变软、颜色变深、外表发黏、渗出油状物质，有难闻或刺鼻的气味，动物药出现躯体断残等。

● **危害：**泛油是中药材发生了酸败变质，会影响疗效，甚至影响人体健康。

● **预防：**贮存在阴凉、通风、干燥处，贮存时间不宜过长，包装应严实，并经常进行检查。

5. 气味散失

是指一些含有挥发油等易挥发成分的中药材，因贮藏不当而造成挥发损失，使中药材气味发生改变的现象。

● **辨别：**中药材原有的气味散失或变淡薄。

● **危害：**中药材原有的气味是由其所含的各种成分决定的，这些成分大多是治病的主要物质，如果气味散失或变淡薄，可能说明药效降低。

● **预防：**贮存在密封的食品用塑料袋或者容器中，放置在阴凉干燥处，避光保存，不宜过多通风。

三、哪些中药材容易变质？

有些中药材比较容易变质，需要按要求仔细保存，碰到下面这些中药材就需要注意了。

变质现象	举例
虫蛀	灵芝、莲子、党参、前胡、大黄等
霉变	山药、当归、黄芪、牛膝、天冬、菊花、车前草、天花粉、陈皮等
泛油	含挥发油的中药材：当归、丁香等 含脂肪油的中药材：柏子仁、桃仁、杏仁等 含糖量多的中药材：麦冬、熟地黄、黄精等
变色	由浅变深：山药、天花粉等 由深变浅：黄芪、黄柏等 由鲜艳变暗淡：红花、菊花、金银花等
气味散失	肉桂、豆蔻、砂仁、薄荷、乳香、紫苏叶、广藿香、沉香等

中药储存的保质期取决于中药材有没有变质，如果变质的话，再贵的中药也不宜继续服用，学会识别变质中药这项技能，就可以避免抓对了方子却坏在药上的遗憾了。

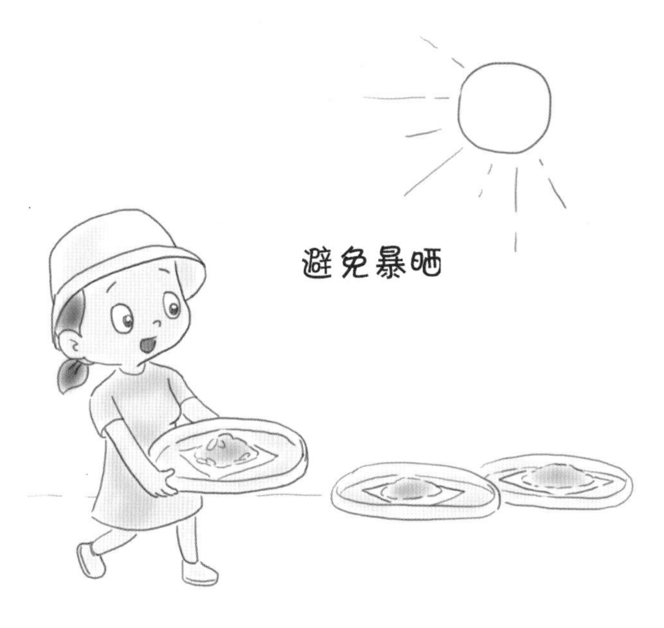

海南医学院第一附属医院：李丽、张蕾

2.8

药箱里药品太多，如何整理？

家里药品杂乱无章，但是需要时又半天找不到合适的药；去趟医院回来药变得更多了；老人的、孩子的和自己用的药堆在一起，药箱好像有多大都装不下。今天我们就一起来整理一下家庭小药箱，变成收纳达人。

家中药品那么多，一些是不常用的，甚至根本不记得是什么时候买回来的。因此在整理之前，我们首先要做的就是分类登记药箱中现有的药品，把家里所有的药品进行分类，举个例子：

比如您家里现有的药品有这些：

类型	药品（有效期）	类型	药品（有效期）
抗感冒药	酚麻美敏片（2020/09/20）、对乙酰氨基酚片（2022/04/21）、小儿豉翘颗粒（2022/01/21）、布洛芬混悬液（2022/06/21）……	激素	氢化可的松（2019/01/20从医院纸袋分装）
镇咳祛痰药	盐酸氨溴索溶液（2022/07/21）、盐酸氨溴索片（2021/07/21）、杏苏止咳糖浆（2021/11/21）、乙酰半胱甘酸泡腾片（2020/11/21）	抗高血压药	硝苯地平控释片（2022/01/21、2020/09/20）、缬沙坦缓释片（2022/09/2、2021/09/20）
抗生素	阿莫西林片（2020/01/20）、左氧氟沙星（2020/03/20）、头孢克洛颗粒（2021/09/20）……	治疗心血管病的西药	阿司匹林（2021/01/21、2020/02/20）、氯吡格雷（2021/01/21）、硝酸甘油（2020/07/21）
治疗消化不良药	健胃消食片（2022/09/21）、雷贝拉唑（2022/08/21）、肠胃康颗粒（2020/02/21）……	治疗心血管病的中成药	复方丹参滴丸（2022/11/21）、血府逐瘀胶囊（2020/11/21、2021/09/20）
止泻药	蒙脱石散剂（2021/02/21）	外用药	炉甘石洗剂（2021/11/21）、复方地塞米松乳膏（2020/01/21，2018/08/30开封）、糠酸莫米松乳膏（2020/03/21）
抗过敏药	氯雷他定（2022/04/21）、左西替利嗪（2022/02/21）	消毒药水及器械	酒精（2022/10/21）、创可贴、消毒棉签、小剪刀……

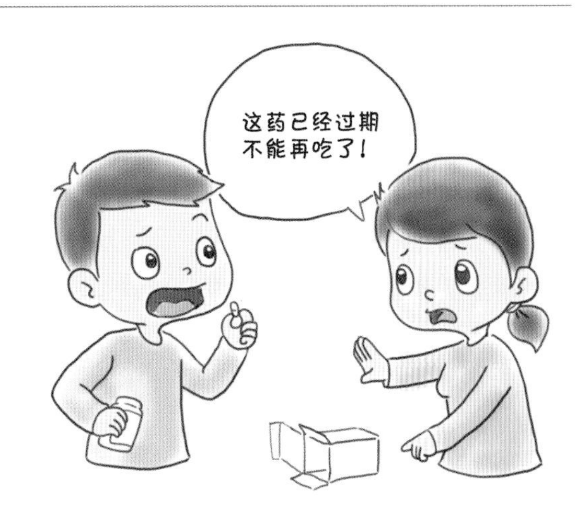

从上面分类的清单中可以看出，药品多且乱，有接近有效期的药品，有拆开小纸包带回的药品，有开封的外用药品，还有许多相同作用的药品。下面我们就一步步解决这些问题。

第一步：先整理出变质和近效期药品。

家里的近效期药品有几种情况：

▲ 平时用得少的药。

▲ 药品本身保质期很短。

▲ 药品过多，没有定期进行效期检查，以前的药品仍有剩余。

因为这些原因，药品在家中已经滞留了一段时间。因此我们整理药品时，首先应对这些近效期的药品进行检查，将变质的药品整理出来。如果药品没变质，但确定在有效期前家里不会使用到的，您也可以提前整理出来。

第二步：整理剩余药品和开封药。

剩余药品是指带回家后用不完的药品，比如上面清单里的抗生素、治疗感冒的中成药、化痰药、从医院带回吃剩下的激素、用了一半的药膏等。这些药品有的还有独立包装，有的已经拆封，应该如何整理?

▲ 拆封后的药品需先检查是否变质，再放回药箱，并贴标签记录药品的开封时间。

▲ 未变质的开封药品可以选择放进一个干净、有盖子的小瓶子里，并贴标签记录药品名称和领药的时间，按照说明书要求妥善保管。

▲ 独立包装的药品，如果效期还长，应记下它们的名字，下次就诊时告诉医师，以免浪费药品资源。若到几家不同医院就诊，则建议您将原先的药品带去给医师看。若住院，可将门诊的药品带给住院的医师看，以免重复开具药品。

这里需要注意两类药品的整理：

（1）抗生素：这类药品是由医师根据您的感染症状或检查结果综合评估开出的处方药品，家庭成员如果没有医师或药师不建议随便使用，否则不仅无法治愈疾病，还可能因为错误的使用引起疾病加重或出现不良反应。如果家中备有剩余的抗生素，下次出现感染性疾病时也不能自行服用，而应该带上药品就诊，由医师决定您手中的抗生素这次能不能使用。

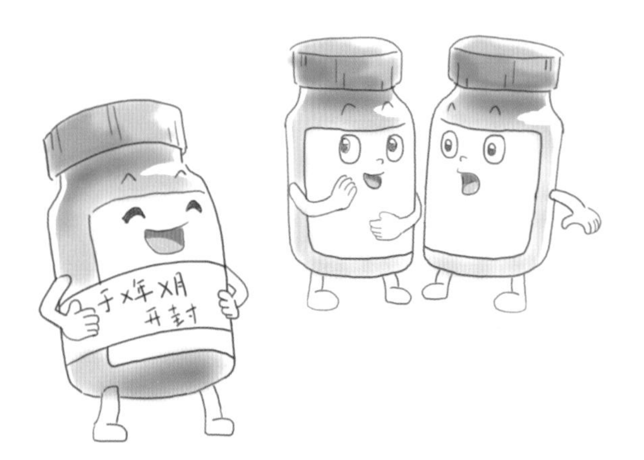

（2）长期使用的药品：家中有些老人可能长期服用降压药或治疗其他慢性疾病的药品。但是去门诊或住院回来后，用药的方案可能有改变。此时需要向医师确定现在应该使用的药品种类，将不再使用的药品挑出来，以免混淆。

第三步：整理重复药品。

1. 相同药品不同剂型

从清单上我们可以看到有些药品备了两种剂型，片剂和溶液剂。此时可以根据家庭成员的组成来选择适宜的剂型：

▲ 家中如果有小朋友，一定要把儿童剂型与成人剂型一起留下，并分开存放。

▲ 家中有老人时，尽量留下口服剂型。

▲ 如果有吞咽困难的老人，尽量留下口服液体剂型。

2. 相同作用的药品

家庭常用药的配备应遵循“少而精”的原

则，治疗同一种疾病的药留下一种适合家庭成员服用的即可，比如清单上的抗感冒药可以从两种片剂中选择一种留下。但是家有小儿时一定要留下儿童剂型的退烧药。

需要注意的是：“少而精”的原则仅限于家庭常用的非处方药品。由医生开具的药品一定要按照医嘱和用药方案决定去留，不能擅自增减药品种类和剂量。

最后一步：培养正确的用药理念。

培养正确的用药理念不仅能给家庭药箱“减负”，还能保证家人的身体健康，下面这些用药理念希望大家能记住：

▲ 不随意增减药量，要根据药品说明书或医嘱服药。

▲ 不要随意听信他人的话更换自己的用药方案或乱买药品。

▲ 自己无法判断药品是否合适时，需听取医师或药师的意见。

▲ 在医师开具处方前，应向医师告知现在使用的药品。

▲ 不要因为担心药品副作用而随意停药，但如果真出现了副作用应及时咨询医师或药师并停药。

海南医学院第一附属医院：张纯萍、李和教、张蕾

2.9

如何处理过期变质的药品?

2016 年发布的《国家危险废物名录》,家庭过期药品名列其中。对于大多数危险废物的处理,均有明确的法律规定,而对于过期药品的回收处理,目前却并没有相关规定,致使一些地方虽然制定了过期药品回收制度,但在实施过程中却出现了无人回收、无处回收、难以回收等问题。虽然药品回收事业障碍重重,但是也从侧面反映出已经有很多人意识到了过期变质药品需要回收处理的正确理念,相信拥有这个正确理念的人们会逐步推动相关法律法规的落实。

当您清理出家中过期变质的药品后,可送至附近设有回收点的药店或者医院药房,由这些专业机构帮助统一销毁。如果附近没有回收点,对于少量过期变质的药品,可以在破坏外包装后,放入密封袋,投入到有害垃圾的垃圾桶中,或按药品剂型遵循一定原则自行处理,具体操作如下:

剂型	处理方法
口服片剂、固体制剂、胶囊等	● 将药品与不吸引人的物质混合(胶囊、片剂不需要掰开或压碎),如猫砂或用过的咖啡渣 ● 用信封或塑料袋将混合物包好,密封后丢到“有害垃圾”桶 ● 划掉空药瓶或药品包装上的所有个人信息,然后丢弃或回收空药瓶及药品包装
滴眼液、外用药水、口服液等液体制剂	建议连同接触药品的包装,直接丢到“有害垃圾”桶
眼药膏等软膏制剂药品	可挤到信封或塑料袋中密封后丢到“有害垃圾”桶
喷雾剂、喷鼻剂、气雾剂等可吸入药物	在户外空气流通较好、无明火的地方彻底排空后,将喷瓶丢到“有害垃圾”桶
抗肿瘤药和治疗血液病的药物	毒性很强,应该送回医院进行专业处理

过期变质药品有什么危害?

为什么过期变质药品的处理会成为我们关

注的社会话题？下面就为您细数过期变质药品的各种危害：

1. 危害群众身体安全。

药品的有效期是经过长期考察实验测定出来的，一旦过了有效期，变成变质药品，分解将十分迅速。服用这样的药品，不但不会“治病”反而可能“致病”。另外，如果随意丢弃变质药品，其分解和蒸发出的有毒气体，严重时可能会对人体呼吸道产生严重危害，甚至导致过敏性休克，危及生命。

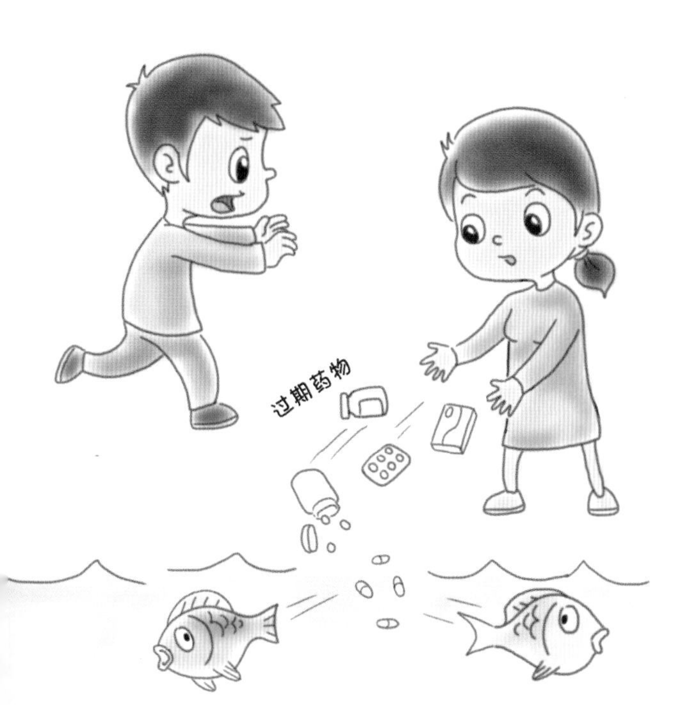

2. 污染环境。

目前，家庭过期药品已被明确列入《国家危险废物名录》，是重要的环境污染源之一。大多数药品过期后容易分解、蒸发，如果当成普通垃圾来处理，并随土填埋，药品中的有害成分渗透到土壤和水源中，会对环境造成污染。一些药物含有的化学成分可经反应变成有毒物质，如果产生的毒性物质超过了环境的“自净”能力时，就会对环境造成不可逆的破坏。有调查显示，一粒过期药品污染的水，相当于一个人 5 年的生活用水，可见过期变质药品对人类生活环境的危害有多大。

3. 为不法药贩提供了生存空间。

不法分子或黑商以低价收购包装完整的过期变质药品后重新包装制成假药，再流向市场销售给小药店、小诊所等，会给人民群众的健康和生命造成很大威胁。

解决家庭过期药品回收处理的难题，需要政府、企业和个人等多方联动，共同发力。作为药品使用者，我们可以从源头上减少药品浪费现象，改变观念，药品不是越多越好，少量多次地购买才是正确选择。当下 24 小时药店和在线购药发展迅速，大量储药以备不时之需的时代已经一去不复返。我们可以从自身做起，按需购药，减少药品闲置，从源头上控制过期药品的数量。同时我们也相信不久的将来，药品回收可以像垃圾分类一样，在社区大规模、规范化地展开，让每件过期药品都有“家”可归。

海南省医学院第一附属医院：张纯萍、李和教

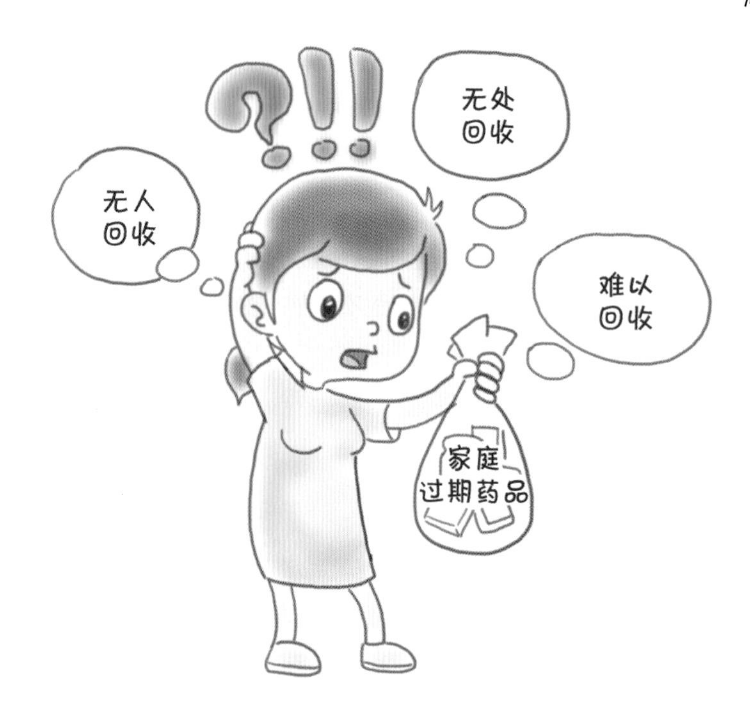

图书在版编目(CIP)数据

小小药箱护健康：教您用好家庭小药箱 / 赵杰主编. —北京：人民卫生出版社，2021.1（2024.10重印）
ISBN 978-7-117-30695-9

Ⅰ. ①小… Ⅱ. ①赵… Ⅲ. ①用药法－基本知识②药物－基本知识 Ⅳ. ①R452 ②R97

中国版本图书馆CIP数据核字(2020)第197537号

小小药箱护健康——教您用好家庭小药箱

Xiaoxiao Yaoxiang Hujiankang——Jiaonin Yonghao Jiating Xiaoyaoxiang

主　　编：赵　杰
分册主编：李　丽　叶晓芬　李　琴
出版发行：人民卫生出版社（中继线 010-59780011）
地　　址：北京市朝阳区潘家园南里 19 号
邮　　编：100021
E - mail：pmph @ pmph.com
购书热线：010-59787592　010-59787584　010-65264830
印　　刷：北京顶佳世纪印刷有限公司
经　　销：新华书店
开　　本：889 × 1194　1/24　**印张：**4.5
字　　数：100 千字
版　　次：2021 年 1 月第 1 版
印　　次：2024 年10月第 6 次印刷
标准书号：ISBN 978-7-117-30695-9
定　　价：49.00 元
打击盗版举报电话：010-59787491　E-mail：WQ @ pmph.com
质量问题联系电话：010-59787234　E-mail：zhiliang @ pmph.com

55检